PUZZLES

FOR ALZHEIMER'S PATIENTS

Maintain Reading, Writing, Comprehension & Fine Motor Skills to Live a More Fulfilling Life

KALMAN TOTH M.A. M.PHIL.

PUZZLES FOR ALZHEIMER'S PATIENTS

ISBN-13: 978-1545541586
ISBN-10: 1545541582

READING, WRITING & WORD SEARCH PUZZLES TO IMPROVE VOCABULARY, VISUAL QUICKNESS, MEMORY, INTELLIGENCE (IQ). ADULT COLORING GRAPHICS TO ENHANCE FINE MOTOR SKILLS.

NOTE: The author's wife, nuclear engineer, passed away after 11 years struggle with Alzheimer's. Some of the cognitive impairment issues are shared by stroke and Alzheimer's.

CONTENTS

ADULT COLORING IMAGES ARE DISPERSED THROUGHOUT THE BOOK.

COLORING IMAGE

COLOR THE LETTERS & WHITE AREAS WITH YOUR OWN CHOICE OF COLORS

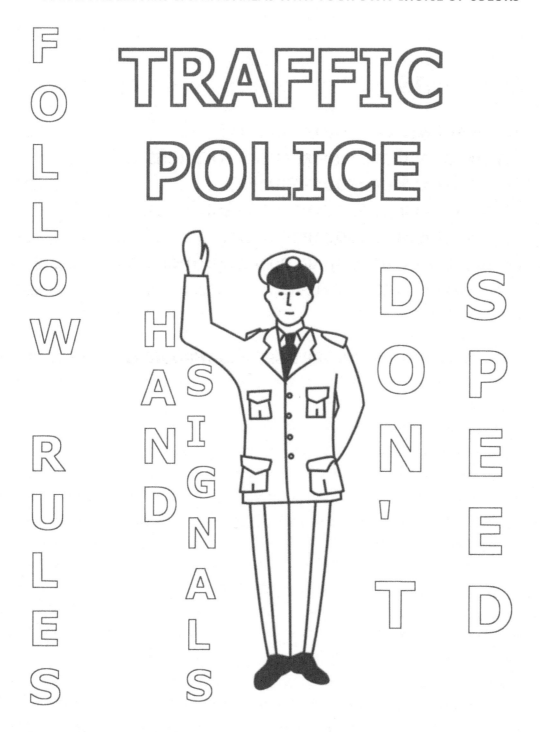

COLORING IMAGE
COLOR THE LETTERS & DOLPHINS WITH YOUR OWN CHOICE OF COLORS

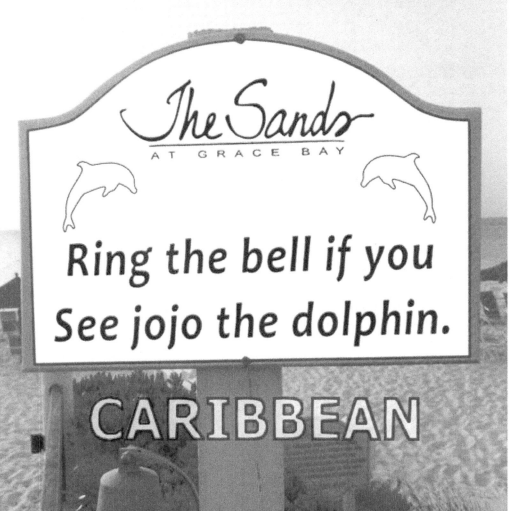

COLOR THE LETTERS WITH YOUR OWN CHOICE OF COLORS

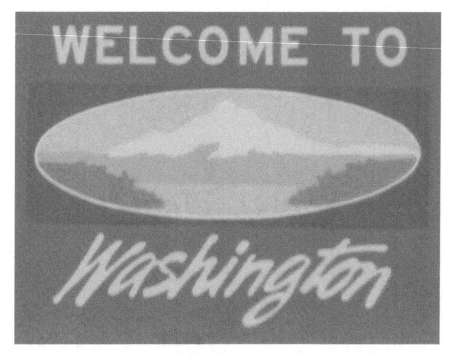

THE

EVERGREEN

STATE

Highest Mountain:
Mount Rainier

COLORING IMAGE

COLOR THE LETTERS & WHITE AREAS WITH YOUR OWN CHOICE OF COLORS

SPEED LIMIT

COLORING IMAGE

COLOR THE LETTERS & WHITE AREAS WITH YOUR OWN CHOICE OF COLORS

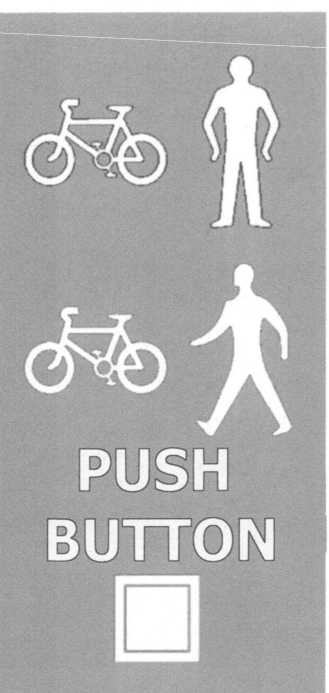

MAINTAINING THE BRAIN IN ALZHEIMER'S

Alzheimer's Overview

It is necessary to maintain the brain in best operating condition after Alzheimer's sets in. Alzheimer's is a neurological brain disorder named after a German physician who discovered it in 1906. It is caused by plaques and tangles in the brain usually at old age. It affects about 10% of people 70 years and older. Alzheimer's currently is an irreversible health condition that usually starts slowly and worsens over time. The most common early symptoms are short-term memory loss, confusion, disorientation and problem with language usage. Advanced Alzheimer's symptom is dementia. The dementia symptoms can be similar to Parkinson's but the biological causes are different. Alzheimer's can be prevented or delayed by healthy lifestyle: proper nutrition and physical & brain fitness, avoiding drugs, drinking and smoking.

Puzzle solving is an excellent way to maintain brain fitness for both healthy people or people with health condition such as Alzheimer's, stroke or Parkinson's.

Treatments FOR ALZHEIMER'S PATIENTS aim to slow down the progress and cure some of the symptoms such as dementia. Treatment options include medicines, physical, occupational, speech and cognitive therapy. As an example, the 24-hour Exelon Patch (TM) (rivastigmine transdermal system - Manufacturer: Novartis Pharmaceuticals Corporation) is a reversible cholinesterase inhibitor used to treat mild to moderate dementia caused by Alzheimer's or Parkinson's disease.

Puzzle solving falls into the treatment category of cognitive therapy. Puzzle solving can start in parallel with other therapies after consulting the patient's doctor.

Puzzle solving can be done by the patient without help or with the assistance of therapist, caregiver, family member or friend.

Puzzle and problem solving are generally accepted as therapeutical FOR ALZHEIMER'S PATIENTS patients. As the patient recovers some of the brain functions, depression will decrease; social participation and self-esteem will increase.

Dictionary can be used in solving the word puzzles since the usage of the dictionary is by itself an intelligence activity.

Solving a Diagonal Word Square Puzzle

In the **diagonal word square puzzle**, the rows and the diagonal (upper left to lower right) contain words. The columns hold no words since very few puzzles can be constructed that way.

When we see a word with missing first letter such as _IKE, our brain automatically jumps to a frequently used word with the same suffix: LIKE. But that may not be the correct word for the puzzle; therefore, we should consider other possibilities by going down the alphabet letter by letter: BIKE, DIKE, HIKE, MIKE, PIKE and RIPE. It is helpful to write down the list of possibilities on a scratchpad.

If two letters are missing, we may get a combinatorial explosion. Let's consider all the words for the **_I_E** two missing letters pattern.

1.	**AIDE**
2.	**BIKE**
3.	**BITE**
4.	**DICE**
5.	**DIKE**
6.	**DIME**
7.	**DINE**
8.	**DIRE**
9.	**DIVE**
10.	**FIDE**
11.	**FINE**
12.	**FIRE**
13.	**FIVE**
14.	**GIVE**
15.	**HIDE**
16.	**HIKE**
17.	**HIRE**
18.	**KITE**
19.	**LIFE**
20.	**LIKE**
21.	**LIME**
22.	**LINE**
23.	**LIVE**
24.	**MICE**
25.	**MILE**
26.	**MINE**
27.	**MIRE**
28.	**NICE**
29.	**NINE**
30.	**PIKE**
31.	**PILE**
32.	**PINE**
33.	**PIPE**

34.	RICE
35.	RIDE
36.	RIPE
37.	RISE
38.	SIDE
39.	SINE
40.	SITE
41.	SIZE
42.	TIDE
43.	TILE
44.	TIME
45.	TINE
46.	TIRE
47.	VICE
48.	VISE
49.	WIDE
50.	WIFE
51.	WINE
52.	WIPE
53.	WIRE
54.	WISE

That is a huge number of choices. Therefore when we work on a diagonal word square puzzle, we should select first the word pattern with the least possibilities.

Let's take an example puzzle and find a solution the easiest way possible.

	H	I	P
		O	W
C		I	
		U	R

It is promising to start with the first row. Let's go through the alphabet to find word matching the _HIP pattern.

CHIP

SHIP

WHIP

Let's try CHIP first. Using a pencil, write "C" into the upper left box.

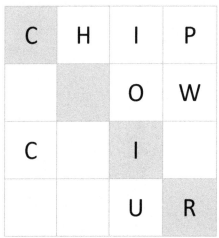

Unfortunately, we cannot find a word match for the C_IR diagonal pattern. Therefore we should erase C and try S for SHIP.

S	H	I	P
		O	W
C		I	
		U	R

If we try the letters of the alphabet, we find one word for the diagonal: STIR. Let's pencil it in.

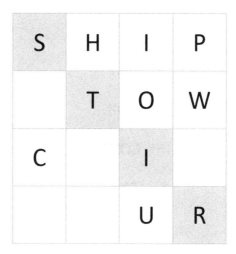

We a created a new 3 letter pattern _TOW in the second row. One word matches the pattern: STOW.

S	H	I	P
S	T	O	W
C		I	
		U	R

For the 3rd and 4th row patterns (C_I_ & __UR), we can use any match if there are multiple matches since the dependency on the diagonal STIR is already satisfied.

List of C_I_ words:

CHIN

CHIP

CLIP

COIL

COIN

CRIB

We can use any of the words, example COIN.

S	H	I	P
S	T	O	W
C	O	I	N
		U	R

List of __UR words:

BLUR

FOUR

HOUR

POUR

SOUR

SPUR

TOUR

YOUR

We can use anyone of the words to satisfy the puzzle, for example "TOUR".

S	H	I	P
S	T	O	W
C	O	I	N
T	O	U	R

That completes the diagonal word square puzzle.

Note that the book solution section shows only one solution even when multiple solutions are available.

Let's return the list of first row words and try the third one (WHIP).

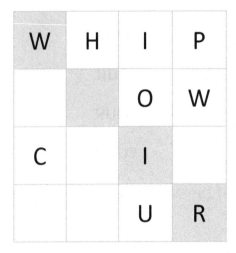

There is no word find for the diagonal pattern W_IR. Therefore we found all the solutions for this diagonal word square puzzle.

Adult Coloring Pages

This puzzle book has a number of pages with coloring images. The images were derived from United Kingdom and other countries' road signs. The white areas of the images should be colored by the patient. It does not matter what kind of color is used.

Coloring images are helpful to regain the ability to write by retraining the brain in fine motor skills. Stroke, Parkinson's & Alzheimer's patients experienced significant improvement in handwriting after doing coloring.

4x4 DIAGONAL WORD SQUARE PUZZLES

INSTRUCTIONS

Each row and the diagonal contain an English word in the square puzzles. Find the missing letters and write them in. Occasionally there may be more than one solution. Have fun!

4x4 DIAGONAL WORD SQUARE PUZZLES

Puzzle 1.

	R	O	
M		A	
	E		F
C		A	L

Puzzle 2.

	A		D
M	I		S
	O	M	
		M	P

Puzzle 3.

	R	E	Y
	L	A	
		O	N
	L		B

Puzzle 4.

R	I	L	
	U	L	
P		S	
	U	S	

Puzzle 5.

C	A		
	H		
	A	I	
	E	E	

Puzzle 6.

F	O	R	
		K	E
H	O		
F			E

Puzzle 7.

	I		Y
F	N		D
	I	N	
B			E

Puzzle 8.

		A	M
M		T	
		S	S
L		S	T

Puzzle 9.

	M	I	
M	A		K
T		S	
	I		E

Puzzle 10.

S			K
S			N
S		I	
B		A	

Puzzle 11.

S			L
	U		Y
Z		R	O
	A	V	

Puzzle 12.

		R	M
A		C	H
S	H		
	L	O	

Puzzle 13.

	A		S
		A	R
L	A		E
R	A		

Puzzle 14.

C			S
S		F	
	L		D
S	E	L	

Puzzle 15.

F		L	D
F		S	
T		L	
T	R		

Puzzle 16.

		A	Y
	L		W
C			G
	A	S	P

Puzzle 17.

		M	B
	H	E	
	R	E	E
G		O	

Puzzle 18.

V		A	
K			S
B		E	
		O	

Puzzle 19.

	A		L
F	O		
T		O	
K	I		

Puzzle 20.

E		H	
W		S	H
	O	S	
B		D	

Puzzle 21.

P			R
		N	E
F	I		E
	A		K

Puzzle 22.

J		N	E
T		W	
		K	E
		I	D

Puzzle 23.

	U	M	
W	E		
C			P
T	E		

Puzzle 24.

F		R	
L		M	
	O	V	
M			

Puzzle 25.

B	O		
	E	D	
B			N
J	O		T

Puzzle 26.

H	U	S	
		N	Y
M			D
		E	D

Puzzle 27.

S	O	F	
S		A	
		E	N
		O	W

Puzzle 28.

	O		T
H	U		
W	I	L	
F			L

Puzzle 29.

	I	N	
	O	E	
	O	U	
S	T	A	

Puzzle 30.

	O	R	
P	A	I	
P			L
		A	D

Puzzle 31.

	A	R	
E		I	L
		E	T
D	E		

Puzzle 32.

	A		E
C	A		
Y	A		N
L		P	

Puzzle 33.

	A		E
B	A		D
N		C	
O			E

Puzzle 34.

R	O		
	U		P
R	E		
S	U		H

Puzzle 35.

H			T
B			K
	I	G	H
		S	E

Puzzle 36.

	O		K
	L	A	
C	R	A	
W			M

Puzzle 37.

		E	E
	E	A	
		P	S
	U	S	T

Puzzle 38.

	I		L
W			D
B		T	
T	I		E

Puzzle 39.

		R	M
S	H	O	
W		A	
C	E		

Puzzle 40.

H	O		
		L	D
		L	B
C	O		D

Puzzle 41.

P	L		D
		A	N
	O		R
	O		S

Puzzle 42.

S	A	L	
		A	N
		O	D
		L	F

Puzzle 43.

	A	V	
B	U		
	O	L	F
	E	L	

Puzzle 44.

		I		H

P			R
		L	
N	A		

Puzzle 45.

C	O		E
F		L	
	U		P
E			E

Puzzle 46.

F	O	O	
B	L		
	R	A	
	A	R	

Puzzle 47.

	N	A	
	K		S
B	O		L
	O		N

Puzzle 48.

	E	L	
	A	M	
H	E	R	
	U		E

Puzzle 49.

	V	E	
	M	E	N
G	R		
	L		T

Puzzle 50.

S		A	
S		A	R
T	U		
L			Y

Puzzle 51.

F		A	R
		U	S
M			N
B	L		

Puzzle 52.

M		S	
	I		E
C	U		E
	L	O	

Puzzle 53.

L	A	R	
	O		E
L	I		
K			S

Puzzle 54.

S	H		
O		E	
P		E	
K		N	D

Puzzle 55.

T	O		
L	O		E
	O		T
S			K

Puzzle 56.

	A	R	M
		S	H
		N	T
T	R		

Puzzle 57.

W	O		
		L	T
G		L	
D		A	L

Puzzle 58.

		L	M
L	U		
	E		S
	O	V	E

Puzzle 59.

H		N	T
C			H
	O		N
	U	G	

Puzzle 60.

T		N	
	O	I	
	E	A	R
C	O		

Puzzle 61.

W			M
M		A	N
B			E
M	I		

Puzzle 62.

W			T
L	A		E
	O		T
M		T	

Puzzle 63.

	I	M	E
	A		T
	I		G
	U	C	

Puzzle 64.

	L	U	E
		S	T
E			R
	O	Y	

Puzzle 65.

D		E	D
	E	S	
F			G
	P	A	

Puzzle 66.

	X	I	
B	Y		
E		E	
P	E		S

Puzzle 67.

C			B
D			H
	A	K	E
T		E	

Puzzle 68.

B	I	L	
	E	A	
T		L	
	I	F	

Puzzle 69.

	U	L	
			E
	I		E
C	U		

Puzzle 70.

R			K
R		S	T
P		N	
		U	N

Puzzle 71.

P		O	
C	O		
	E	N	T
W	O		

Puzzle 72.

	U	R	
	A	C	
R			E
S		R	E

Puzzle 73.

O		T	
	U		T
B	A		
P	I		

Puzzle 74.

	A		E
P	I		
		N	E
T	O	L	

Puzzle 75.

R	A		
	E	A	
F		N	
P		E	

Puzzle 76.

	A		M
		S	E
		L	E
D			K

Puzzle 77.

		E	T
		T	Y
	A	L	
T			Y

Puzzle 78.

	R	E	
E	A	S	
	I	N	
		B	E

Puzzle 79.

V	I	S	
R		F	
M			T
		R	E

Puzzle 80.

	I	M	
	A	V	
	A		T
	O	C	K

Puzzle 81.

	A		E
	A	C	H
		T	H
G	L		

Puzzle 82.

C		I	
V		A	
B	I	T	
	U		Y

Puzzle 83.

	V		R
		M	P
R		S	E
	U	R	

Puzzle 84.

			R
K			K
W			
D			K

Puzzle 85.

R		N	
	O		T
S		O	E
B	E		

Puzzle 86.

		N	T
	B	E	
R			S
	K	I	S

Puzzle 87.

H		S	H
	A		E
	A		K
H			E

Puzzle 88.

W		S	
L		S	E
	A		E
	O	V	

Puzzle 89.

N	O	N	
	A		T
	O		E
		E	S

Puzzle 90.

R			T
L	A		P
	A		E
L	I		

Puzzle 91.

I	D	E	
	T	I	
M			H
	A		H

Puzzle 92.

		O	O
C	R	A	
B	L		
		E	W

Puzzle 93.

		P	S
E	A		
W	A	K	
N			E

Puzzle 94.

	C	A	
	E		R
		I	L
T	A	I	

Puzzle 95.

	O	O	
	A	S	
S	K		T
H			D

Puzzle 96.

		I	B
T		E	
D		E	
C		O	W

Puzzle 97.

E	A		
I		E	
	E	D	S
L			Y

Puzzle 98.

W		L	
D		C	
W		R	D
		R	M

Puzzle 99.

	O	O	
G		A	L
	A	T	
	R		H

Puzzle 100.

W	E		T
B	I		
L			T
	O	T	

Puzzle 101.

		A	T
	E	E	D
		R	K
	I	Z	

Puzzle 102.

F			D
	A		T
		S	E
J	U	S	

Puzzle 103.

C			T
B		S	
W			K
	V	I	

Puzzle 104.

A	R		A
	S		D
R	A		
		Y	S

Puzzle 105.

		B	E
T	U		
	E		T
	O	T	H

Puzzle 106.

	E	S	
L		N	
	E	A	D
		A	T

Puzzle 107.

D		R	
L		A	N
		A	Y
T	E		

Puzzle 108.

D			D
T	U	N	
	I	L	
W		L	

Puzzle 109.

G		L	
P	I		E
	A		T
P	O		

Puzzle 110.

	O	L	
	O		E
	R		P
		U	N

Puzzle 111.

T		U	
A			Y
		I	T
D	U	M	

Puzzle 112.

	I	P	E
N		N	
L	A		
	D	G	

Puzzle 113.

	I	N	
	A	I	L
		R	Y
B		N	

Puzzle 114.

B		R	
C			E
	O		R
	L	A	M

Puzzle 115.

S			W
T	H	A	
E			L
		I	P

Puzzle 116.

	L	A	
	O		D
	R	I	
	E	L	L

Puzzle 117.

		S	T
S		A	M
	O	S	
	A		S

Puzzle 118.

	I	N	
N		C	K
	H		M
A			K

Puzzle 119.

T	I		
L		A	
P	A	N	
	O		T

Puzzle 120.

D	E		R
		W	S
P			Y
N			D

Puzzle 121.

		N	
F			T
		L	E
	A		T

Puzzle 122.

	R		Y
	E		R
	U		T
L	O		T

Puzzle 123.

		S	E
T	O		
S	A	V	
		P	E

Puzzle 124.

N		S	
	E		L
	E	A	D
D	E		

Puzzle 125.

B	I		L
		S	H
	I	L	
S		A	

Puzzle 126.

W			E
H			L
C	O		
		R	M

Puzzle 127.

B	I		
	A		T
	U	B	
T		A	

Puzzle 128.

S		N	
R	A		E
		U	P
E		S	

Puzzle 129.

	D	I	T
	A	N	
L			S
	E		T

Puzzle 130.

		D	E
	E		T
P		N	
E		I	T

Puzzle 131.

		A	Y
		T	S
M		N	
	A	M	

Puzzle 132.

		R	I
	R		Y
F		O	
	E	E	P

Puzzle 133.

W	E		E
	E		T
	E		N
		A	R

Puzzle 134.

	O	O	
	A	L	
P		L	T
	O		E

Puzzle 135.

S		N	
C	O		
A	R		
F		E	E

Puzzle 136.

D			R
		M	E
	U	M	
C	L		P

Puzzle 137.

H			S
L		A	
L	I		P
		S	E

Puzzle 138.

	U		E
		E	W
	H	A	
	A	R	M

Puzzle 139.

W	O		
P	E		
	E	N	T
	U	R	

Puzzle 140.

	A	C	
		R	E
W	A	R	
		E	M

Puzzle 141.

L		S	
N		A	
S	I	N	
	I		D

Puzzle 142.

	O		E
P	O	E	
E			N
S	L		

Puzzle 143.

	E	C	K
L			E
H	I		
C	O		

Puzzle 144.

	E		R
H			E
	A		L
	O		Y

Puzzle 145.

S		I	
	O		
	O	C	
W	E		

Puzzle 146.

R			T
K		D	
	A	S	E
R	U		

Puzzle 147.

	U		T
B	O		
G		T	
	I	C	H

Puzzle 148.

H	I		
	E	A	
	E	L	
B	I		

Puzzle 149.

D			T
W	E	E	
		E	P
P		I	

Puzzle 150.

		L	D
L	I	V	
T		L	
		L	L

Puzzle 151.

N	A	S	
		N	T
A		C	
	I		E

Puzzle 152.

H		T	S
D			L
H			L
L			T

Puzzle 153.

R		L	
	O		E
C	O		
L		M	P

Puzzle 154.

N	A		
F		N	T
R		S	
T		P	

Puzzle 155.

D			K
		M	E
B		L	L
W		L	

Puzzle 156.

P	I		
S		E	K
	U		S
	U	T	

Puzzle 157.

	W		M
			E
	I	L	
		T	E

Puzzle 158.

G	R		
		O	L
	L	L	
	O	N	D

Puzzle 159.

S			T
		N	E
	B		N
	L	O	G

Puzzle 160.

P	A		K
	F		A
	S	O	
		E	E

Puzzle 161.

K		S	
O	N		E
	N	E	
F		E	

Puzzle 162.

P	O		E
L			K
C			E
S		F	

Puzzle 163.

	U	E	L
S			L
G			F
M	A		

Puzzle 164.

M		I	
	E		R
F	E		
J	E		T

Puzzle 165.

C		R	E
		E	A
	O	O	
	L		P

Puzzle 166.

	E		L
C	A		E
		I	V
		N	E

Puzzle 167.

K	E		
U	N	I	
F	O		
	R	A	

Puzzle 168.

P	A		
	A	C	
		U	C	K
	T	O	

Puzzle 169.

D	I		
P		R	
J	O	L	
E		I	

Puzzle 170.

	O		L
D	U		
W	I		E
	A	C	

Puzzle 171.

	A	K	E
	I	D	
	A		E
	A	S	

Puzzle 172.

D	A		
F		L	
	U	L	B
G	U		

Puzzle 173.

	I		K
	I		E
		N	T
S		N	G

Puzzle 174.

	A	V	E
S		I	
	O		L
	R		N

Puzzle 175.

F		O	
	R		M
B	L		
F	O		

Puzzle 176.

	E		R
B			S
K			W
S		N	K

Puzzle 177.

C	O		
		N	K
	U	M	P
H		M	

Puzzle 178.

	A		M
M		S	T
		R	E
	I	L	

Puzzle 179.

		L	D
G	L		
S		I	
F	E	E	

Puzzle 180.

	O		E
	E		T
	A		N
B	O	S	

Puzzle 181.

W	H		
	I	C	
L	I		T
	A		D

Puzzle 182.

		E	R
		D	E
D		T	
	N	C	H

Puzzle 183.

B	U		Z
B			T
	U	D	
L			S

Puzzle 184.

C	A	R	
B		C	
R		S	
P	U		

Puzzle 185.

	I	C	
	O		R
	O	L	
C		A	L

Puzzle 186.

P	I		E
V	I		
		N	E
	E	S	

Puzzle 187.

P	L		W
H		O	
P			E
C			E

Puzzle 188.

	R		W
	R	A	Y
T		O	
F		E	

Puzzle 189.

M		I	
L		M	E
P			E
	A		T

Puzzle 190.

	O	R	
		L	L
		P	T
	D	E	A

Puzzle 191.

	A		K
M	A		
	A		H
W	I		

Puzzle 192.

	A	T	
	O	U	
F		A	W
		R	D

Puzzle 193.

L			T
C		R	
	U	M	
P	U	L	

Puzzle 194.

T	O	F	
	O		E
		W	S
	L	A	

Puzzle 195.

	A		L
S		I	
	R	I	M
	A		P

Puzzle 196.

	E		S
C		R	
J	U		
D	I		E

Puzzle 197.

		D	
			T
	E		
	E	N	

Puzzle 198.

T		X	
	I		P
H	A		E
R	A		

Puzzle 199.

C		N	T
	O	F	
	A	P	
G	R		

Puzzle 200.

M	A		L
D	E		
		I		T
		E	X	

COLORING IMAGE

COLOR THE LETTERS & WHITE AREAS WITH YOUR OWN CHOICE OF COLORS

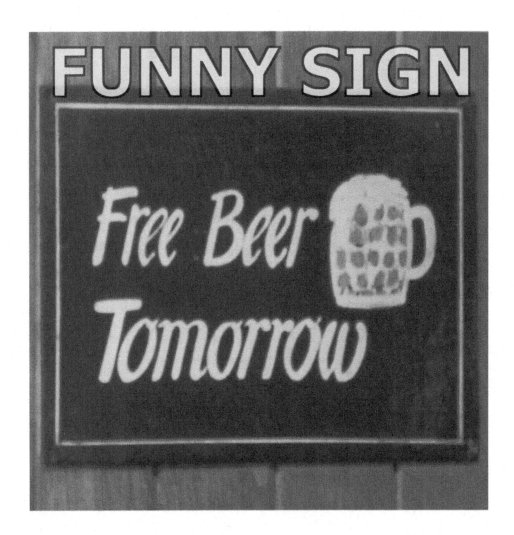

COLORING IMAGE

COLOR THE LETTERS & WHITE AREAS WITH YOUR OWN CHOICE OF COLORS

TRAFFIC POLICE

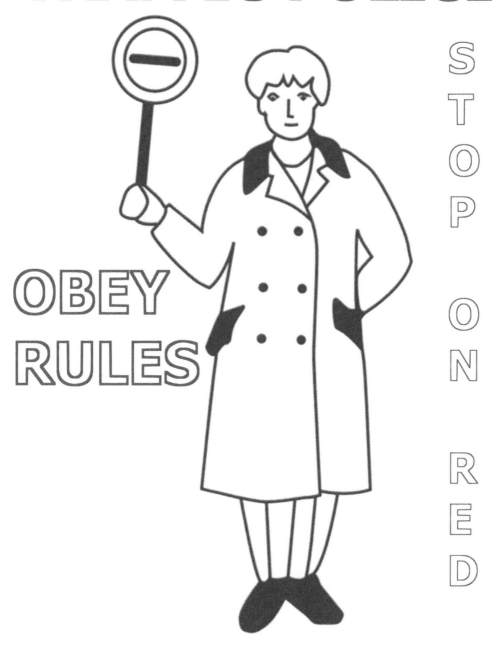

OBEY
RULES

S
T
O
P

O
N

R
E
D

4x4 DIAGONAL WORD SQUARE PUZZLE
SOLUTIONS

4x4 DIAGONAL WORD SQUARE PUZZLE SOLUTIONS

Answer 1.

D	R	O	P
M	E	A	L
L	E	A	F
C	O	A	L

Answer 2.

L	A	I	D
M	I	S	S
C	O	M	E
H	U	M	P

Answer 3.

G	R	E	Y
S	L	A	M
S	O	O	N
C	L	U	B

Answer 4.

R	I	L	L
M	U	L	L
P	O	S	E
H	U	S	H

Answer 5.

C	A	R	E
S	H	O	E
M	A	I	N
S	E	E	N

Answer 6.

F	O	R	T
D	I	K	E
H	O	N	E
F	I	V	E

Answer 7.

T	I	N	Y
F	I	N	D
S	I	N	G
B	O	N	E

Answer 8.

C	R	A	M
M	A	T	E
M	E	S	S
L	I	S	T

Answer 9.

E	M	I	T
M	A	S	K
T	A	S	K
H	I	D	E

Answer 10.

S	I	C	K
S	K	I	N
S	A	I	D
B	O	A	T

Answer 11.

S	E	A	L
D	U	L	Y
Z	E	R	O
S	A	V	E

Answer 12.

F	O	R	M
A	R	C	H
S	H	O	P
F	L	O	G

Answer 13.

P	A	S	S
F	E	A	R
L	A	T	E
R	A	T	S

Answer 14.

C	O	W	S
S	O	F	A
P	L	O	D
S	E	L	L

Answer 15.

F	O	L	D
F	I	S	T
T	E	L	L
T	R	I	M

Answer 16.

F	R	A	Y
F	L	E	W
C	L	O	G
W	A	S	P

Answer 17.

C	O	M	B
T	H	E	Y
T	R	E	E
G	R	O	W

Answer 18.

V	I	A	L
K	I	D	S
B	E	E	N
C	R	O	W

Answer 19.

W	A	L	L
F	O	R	M
T	O	O	L
K	I	L	L

Answer 20.

E	C	H	O
W	A	S	H
R	O	S	E
B	O	D	Y

Answer 21.

P	O	U	R
L	I	N	E
F	I	N	E
M	A	R	K

Answer 22.

J	U	N	E
T	O	W	N
R	A	K	E
R	I	D	E

Answer 23.

P	U	M	P
W	E	L	L
C	H	A	P
T	E	A	R

Answer 24.

F	A	R	M
L	I	M	E
L	O	V	E
M	O	P	E

Answer 25.

B	O	R	N
B	E	D	S
B	E	E	N
J	O	L	T

Answer 26.

H	U	S	H
P	O	N	Y
M	O	L	D
B	L	E	D

Answer 27.

S	O	F	A
S	T	A	B
E	V	E	N
B	R	O	W

Answer 28.

B	O	O	T
H	U	N	T
W	I	L	L
F	E	L	L

Answer 29.

F	I	N	D
G	O	E	S
P	O	U	R
S	T	A	R

Answer 30.

S	O	R	E
P	A	I	N
P	A	I	L
L	O	A	D

Answer 31.

E	A	R	S
E	V	I	L
F	E	E	T
D	E	E	R

Answer 32.

P	A	L	E
C	A	M	E
Y	A	W	N
L	I	P	S

Answer 33.

R	A	G	E
B	A	N	D
N	I	C	E
O	N	C	E

Answer 34.

R	O	A	D
D	U	M	P
R	E	S	T
S	U	C	H

Answer 35.

H	I	N	T
B	U	C	K
H	I	G	H
W	I	S	E

Answer 36.

C	O	R	K
F	L	A	T
C	R	A	M
W	A	R	M

Answer 37.

K	N	E	E
N	E	A	R
C	A	P	S
G	U	S	T

Answer 38.

K	I	L	L
W	I	N	D
B	I	T	E
T	I	M	E

Answer 39.

W	O	R	M
S	H	O	P
W	E	A	R
C	E	N	T

Answer 40.

H	O	L	E
B	O	L	D
G	L	O	B
C	O	L	D

Answer 41.

P	L	O	D
P	L	A	N
P	O	U	R
T	O	E	S

Answer 42.

S	A	L	T
L	E	A	N
M	O	L	D
H	A	L	F

Answer 43.

G	A	V	E
B	U	L	L
W	O	L	F
T	E	L	L

Answer 44.

D	I	S	H
P	O	U	R
B	U	L	B
N	A	I	L

Answer 45.

C	O	N	E
F	O	L	D
J	U	M	P
E	A	S	E

Answer 46.

F	O	O	D
B	L	E	D
C	R	A	B
P	A	R	T

Answer 47.

S	N	A	P
S	K	I	S
B	O	I	L
M	O	O	N

Answer 48.

H	E	L	D
L	A	M	B
H	E	R	E
P	U	R	E

Answer 49.

E	V	E	N
E	M	E	N
G	R	I	P
S	L	O	T

Answer 50.

S	L	A	M
S	P	A	R
T	U	R	N
L	A	D	Y

Answer 51.

F	E	A	R
P	L	U	S
M	O	O	N
B	L	E	W

Answer 52.

M	E	S	S
G	I	V	E
C	U	T	E
P	L	O	T

Answer 53.

L	A	R	D
T	O	R	E
L	I	S	T
K	I	S	S

Answer 54.

S	H	I	P
O	P	E	N
P	O	E	T
K	I	N	D

Answer 55.

T	O	E	S
L	O	V	E
R	O	O	T
S	O	C	K

Answer 56.

H	A	R	M
P	U	S	H
F	O	N	T
T	R	O	T

Answer 57.

W	O	K	E
S	A	L	T
G	O	L	D
D	E	A	L

Answer 58.

C	A	L	M
L	U	R	E
H	E	R	S
R	O	V	E

Answer 59.

H	I	N	T
C	A	S	H
H	O	R	N
H	U	G	E

Answer 60.

T	U	N	E
C	O	I	N
B	E	A	R
C	O	L	D

Answer 61.

W	A	R	M
M	E	A	N
B	O	N	E
M	I	T	T

Answer 62.

W	A	N	T
L	A	C	E
M	O	S	T
M	O	T	H

Answer 63.

T	I	M	E
P	A	N	T
S	I	N	G
L	U	C	K

Answer 64.

B	L	U	E
B	E	S	T
E	V	E	R
B	O	Y	S

Answer 65.

D	E	E	D
B	E	S	T
F	L	A	G
S	P	A	R

Answer 66.

E	X	I	T
B	Y	T	E
E	V	E	N
P	E	A	S

Answer 67.

C	R	A	B
D	A	S	H
B	A	K	E
T	R	E	E

Answer 68.

B	I	L	L
S	E	A	M
T	A	L	E
L	I	F	T

Answer 69.

C	U	L	L
N	O	T	E
P	I	P	E
C	U	R	E

Answer 70.

R	I	S	K
R	E	S	T
P	O	N	D
A	U	N	T

Answer 71.

P	R	O	W
C	O	N	E
B	E	N	T
W	O	O	D

Answer 72.

C	U	R	L
P	A	C	K
R	O	V	E
S	O	R	E

Answer 73.

O	A	T	S
G	U	S	T
B	A	R	N
P	I	G	S

Answer 74.

H	A	V	E
P	I	G	S
C	O	N	E
T	O	L	D

Answer 75.

R	A	G	E
D	E	A	R
F	I	N	E
P	O	E	T

Answer 76.

W	A	R	M
E	A	S	E
T	I	L	E
D	E	C	K

74

Answer 77.

D	I	E	T
D	U	T	Y
T	A	L	K
T	I	D	Y

Answer 78.

C	R	E	W
E	A	S	E
T	I	N	Y
T	U	B	E

Answer 79.

V	I	S	E
R	A	F	T
M	I	S	T
H	A	R	E

Answer 80.

L	I	M	P
H	A	V	E
P	A	C	T
L	O	C	K

Answer 81.

F	A	K	E
E	A	C	H
O	A	T	H
G	L	U	E

Answer 82.

C	O	I	L
V	I	A	L
B	I	T	S
R	U	B	Y

Answer 83.

E	V	E	R
D	A	M	P
R	O	S	E
J	U	R	Y

Answer 84.

D	E	E	R
K	I	C	K
W	E	S	T
D	A	R	K

Answer 85.

R	E	N	T
F	O	R	T
S	H	O	E
B	E	A	T

Answer 86.

L	I	N	T
B	E	A	D
R	U	S	K
S	K	I	S

Answer 87.

H	U	S	H
P	A	L	E
B	A	R	K
H	U	G	E

Answer 88.

W	A	S	H
L	O	S	E
T	A	K	E
M	O	V	E

Answer 89.

N	O	N	E
W	A	I	T
C	O	P	E
S	E	E	S

Answer 90.

R	A	F	T
L	A	M	P
C	A	K	E
L	I	K	E

Answer 91.

I	D	E	A
S	T	I	R
M	U	C	H
E	A	C	H

Answer 92.

C	O	O	L
C	R	A	B
B	L	O	T
F	L	E	W

Answer 93.

C	A	P	S
E	A	S	E
W	A	K	E
N	I	N	E

Answer 94.

S	C	A	R
H	E	A	R
W	I	L	L
T	A	I	L

Answer 95.

M	O	O	N
E	A	S	Y
S	K	I	T
H	E	L	D

Answer 96.

C	R	I	B
T	H	E	Y
D	E	E	R
C	R	O	W

Answer 97.

E	A	S	T
I	D	E	A
B	E	D	S
L	I	L	Y

Answer 98.

W	I	L	L
D	O	C	K
W	O	R	D
F	A	R	M

Answer 99.

M	O	O	N
G	O	A	L
M	A	T	E
A	R	C	H

Answer 100.

W	E	N	T
B	I	K	E
L	E	F	T
N	O	T	E

Answer 101.

H	E	A	T
S	E	E	D
C	O	R	K
S	I	Z	E

Answer 102.

F	L	E	D
P	A	S	T
C	A	S	E
J	U	S	T

Answer 103.

C	E	N	T
B	U	S	H
W	A	L	K
E	V	I	L

Answer 104.

A	R	E	A
U	S	E	D
R	A	K	E
D	A	Y	S

Answer 105.

R	O	B	E
T	U	R	N
P	E	S	T
M	O	T	H

Answer 106.

N	E	S	T
L	E	N	T
R	E	A	D
B	E	A	T

Answer 107.

D	I	R	T
L	E	A	N
B	R	A	Y
T	E	E	N

Answer 108.

D	E	E	D
T	U	N	E
T	I	L	E
W	I	L	L

Answer 109.

G	U	L	L
P	I	L	E
W	A	F	T
P	O	R	T

Answer 110.

B	O	L	D
R	O	L	E
C	R	O	P
N	O	U	N

Answer 111.

T	R	U	E
A	R	M	Y
W	A	I	T
D	U	M	P

Answer 112.

W	I	P	E
N	I	N	E
L	A	R	K
E	D	G	E

Answer 113.

L	I	N	E
T	A	I	L
S	P	R	Y
B	U	N	K

Answer 114.

B	A	R	K
C	O	D	E
P	O	O	R
S	L	A	M

Answer 115.

S	T	O	W
T	H	A	N
E	V	I	L
T	R	I	P

Answer 116.

C	L	A	P
T	O	L	D
T	R	I	P
S	E	L	L

Answer 117.

M	O	S	T
S	E	A	M
R	O	S	E
F	A	N	S

Answer 118.

W	I	N	E
N	E	C	K
T	H	E	M
H	A	N	K

Answer 119.

T	I	M	E
L	E	A	D
P	A	N	T
M	O	S	T

Answer 120.

D	E	E	R
N	E	W	S
P	L	A	Y
N	E	E	D

Answer 121.

J	U	N	K
F	O	O	T
R	O	L	E
C	A	R	T

Answer 122.

B	R	A	Y
H	E	A	R
D	U	S	T
L	O	S	T

Answer 123.

L	O	S	E
T	O	O	L
S	A	V	E
R	O	P	E

Answer 124.

N	E	S	T
M	E	A	L
B	E	A	D
D	E	E	R

Answer 125.

B	I	L	L
P	U	S	H
R	I	L	L
S	L	A	B

Answer 126.

W	A	K	E
H	A	L	L
C	O	R	D
C	R	A	M

Answer 127.

B	I	T	S
W	A	I	T
C	U	B	E
T	R	A	Y

Answer 128.

S	U	N	G
R	A	T	E
L	U	M	P
E	L	S	E

Answer 129.

E	D	I	T
H	A	N	G
L	O	S	S
B	E	S	T

Answer 130.

R	U	D	E
B	E	L	T
P	A	N	T
E	M	I	T

Answer 131.

C	L	A	Y
H	A	T	S
M	I	N	T
L	A	M	E

Answer 132.

C	R	I	B
G	R	E	Y
F	R	O	G
K	E	E	P

Answer 133.

W	E	R	E
F	E	L	T
M	E	A	N
R	O	A	R

Answer 134.

T	O	O	K
T	A	L	K
P	E	L	T
C	O	M	E

Answer 135.

S	I	N	K
C	O	M	B
A	R	M	Y
F	R	E	E

Answer 136.

D	E	E	R
L	A	M	E
P	U	M	P
C	L	I	P

Answer 137.

H	A	T	S
L	O	A	D
L	I	M	P
E	L	S	E

Answer 138.

C	U	T	E
C	R	E	W
W	H	A	T
F	A	R	M

Answer 139.

W	O	L	F
P	E	A	K
B	E	N	T
H	U	R	T

Answer 140.

F	A	C	E
T	O	R	E
W	A	R	D
S	E	E	M

Answer 141.

L	I	S	T
N	E	A	R
S	I	N	G
W	I	L	D

Answer 142.

W	O	K	E
P	O	E	T
E	A	R	N
S	L	A	M

Answer 143.

D	E	C	K
L	O	V	E
H	I	G	H
C	O	W	S

Answer 144.

D	E	E	R
H	U	G	E
H	A	L	L
B	O	D	Y

Answer 145.

S	W	I	M
P	O	O	L
L	O	C	K
W	E	E	K

Answer 146.

R	O	O	T
K	I	D	S
B	A	S	E
R	U	S	K

Answer 147.

M	U	S	T
B	O	T	H
G	A	T	E
R	I	C	H

Answer 148.

H	I	N	T
F	E	A	R
T	E	L	L
B	I	R	D

Answer 149.

D	I	R	T
W	E	E	P
S	E	E	P
P	A	I	R

Answer 150.

B	O	L	D
L	I	V	E
T	A	L	K
F	E	L	L

Answer 151.

N	A	S	A
M	I	N	T
A	R	C	H
P	I	L	E

Answer 152.

H	A	T	S
D	U	L	L
H	U	R	L
L	O	F	T

Answer 153.

R	O	L	E
S	O	M	E
C	O	M	B
L	A	M	P

Answer 154.

N	A	M	E
F	O	N	T
R	U	S	T
T	A	P	E

Answer 155.

D	U	C	K
H	O	M	E
B	A	L	L
W	I	L	L

Answer 156.

P	I	T	Y
S	E	E	K
O	U	R	S
T	U	T	U

Answer 157.

S	W	I	M
B	A	R	E
H	I	L	T
V	O	T	E

Answer 158.

G	R	I	T
F	O	O	L
L	I	L	Y
P	O	N	D

Answer 159.

S	A	L	T
T	O	N	E
B	U	N	K
F	L	O	G

Answer 160.

P	A	C	K
F	L	E	A
S	O	U	P
B	E	E	S

Answer 161.

K	I	S	S
O	N	C	E
K	N	E	E
F	L	E	W

Answer 162.

P	O	K	E
L	A	C	K
C	O	P	E
S	O	F	A

Answer 163.

F	U	E	L
S	E	A	L
G	O	L	F
M	A	L	L

Answer 164.

M	A	I	L
W	E	A	R
F	E	E	D
J	E	S	T

Answer 165.

C	U	R	E
A	R	E	A
H	O	O	K
C	L	I	P

Answer 166.

S	E	L	L
C	A	V	E
F	I	V	E
N	I	N	E

Answer 167.

K	E	P	T
U	N	I	T
F	O	O	D
G	R	A	B

Answer 168.

P	A	I	L
B	A	C	K
B	U	C	K
T	O	O	K

Answer 169.

D	I	K	E
P	O	R	T
J	O	L	T
E	V	I	L

Answer 170.

C	O	I	L
D	U	C	K
W	I	R	E
F	A	C	E

Answer 171.

M	A	K	E
R	I	D	E
E	A	S	E
P	A	S	T

Answer 172.

D	A	N	K
F	O	L	D
B	U	L	B
G	U	L	L

Answer 173.

K	I	C	K
T	I	N	E
C	E	N	T
S	U	N	G

Answer 174.

S	A	V	E
S	K	I	S
B	O	I	L
I	R	O	N

Answer 175.

F	O	O	D
D	R	U	M
B	L	O	T
F	O	R	M

Answer 176.

W	E	A	R
B	E	D	S
K	N	E	W
S	I	N	K

Answer 177.

C	O	R	D
T	A	N	K
D	U	M	P
H	U	M	P

Answer 178.

W	A	R	M
M	O	S	T
B	A	R	E
S	I	L	K

Answer 179.

S	O	L	D
G	L	U	E
S	A	I	D
F	E	E	D

Answer 180.

N	O	T	E
B	E	E	T
D	A	W	N
B	O	S	S

Answer 181.

W	H	A	T
R	I	C	H
L	I	N	T
C	A	R	D

Answer 182.

B	E	E	R
R	O	D	E
D	A	T	E
I	N	C	H

Answer 183.

B	U	Z	Z
B	E	E	T
R	U	D	E
L	I	P	S

Answer 184.

C	A	R	S
B	A	C	K
R	U	S	H
P	U	S	H

Answer 185.

R	I	C	E
Y	O	U	R
C	O	L	D
C	O	A	L

Answer 186.

P	I	K	E
V	I	E	W
N	I	N	E
T	E	S	T

Answer 187.

P	L	O	W
H	O	O	K
P	I	K	E
C	U	T	E

Answer 188.

G	R	E	W
B	R	A	Y
T	O	O	K
F	L	E	W

Answer 189.

M	A	I	N
L	I	M	E
P	O	S	E
P	A	C	T

Answer 190.

P	O	R	T
T	A	L	L
K	E	P	T
I	D	E	A

Answer 191.

M	A	S	K
M	A	L	T
B	A	T	H
W	I	T	H

Answer 192.

R	A	T	S
L	O	U	D
F	L	A	W
W	A	R	D

Answer 193.

L	I	S	T
C	U	R	L
D	U	M	P
P	U	L	P

Answer 194.

T	O	F	U
N	O	S	E
P	A	W	S
P	L	A	N

Answer 195.

F	A	L	L
S	L	I	D
B	R	I	M
L	A	M	P

Answer 196.

P	E	A	S
C	A	R	T
J	U	L	Y
D	I	N	E

Answer 197.

B	E	D	S
B	E	S	T
S	E	N	T
L	E	N	D

Answer 198.

T	A	X	I
L	I	M	P
H	A	R	E
R	A	G	E

Answer 199.

C	E	N	T
T	O	F	U
P	A	P	A
G	R	A	Y

Answer 200.

M	A	L	L
D	E	N	Y
D	I	E	T
N	E	X	T

COLORING IMAGE

COLOR THE LETTERS & WHITE AREAS WITH YOUR OWN CHOICE OF COLORS

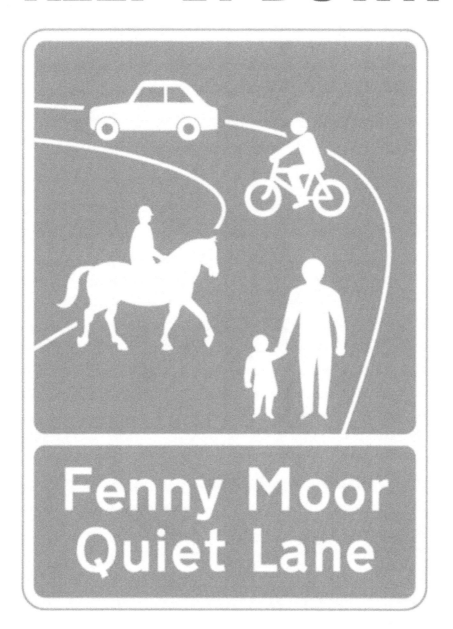

COLORING IMAGE

COLOR THE LETTERS & WHITE AREAS WITH YOUR OWN CHOICE OF COLORS

WATCH YOUR TOP

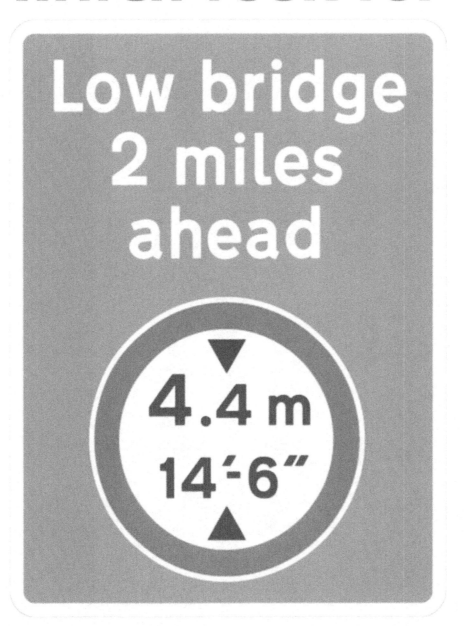

5x5 DIAGONAL WORD SQUARE PUZZLES

5x5 DIAGONAL WORD SQUARE PUZZLES

Puzzle 1.

P	H			E
R			C	T
		R	E	W
F			C	
	I		T	H

Puzzle 2.

		Z	E	
	A		O	N
	E	S		T
	R	O		E
W	I			Y

Puzzle 3.

R	E		U	
	O	U		D
	N		W	Y
K		I	F	
T	W			S

Puzzle 4.

		O	N	T
	L		U	
	B	O	N	
		R	O	
T		I		D

Puzzle 5.

	S		E	T
D	R		N	
	U	R	O	
A		E		S
E	N	J		

Puzzle 6.

D		O		
	A		E	S
W	O		L	
F		C		S
	Q	U	A	

Puzzle 7.

F	I		L	
	R		T	H
S			R	
D		E		S
		A	C	T

Puzzle 8.

C	R		D	
A	R			O
		H	U	N
	G	A		E
	S		E	L

Puzzle 9.

	A	R		
		A	D	E
C	L	A		
C	L		M	
V		R	S	

Puzzle 10.

	O	R	E	
	H	O		N
	H		N	Y
D	I	R		
	G	L		

Puzzle 11.

T		P	A	
S				E
		R	E	W
G			M	A
		U	R	

Puzzle 12.

	N		P	T
S		I	F	
L		B		R
C			O	A
			I	X

Puzzle 13.

B	A	S		
		L	A	Y
		R	Y	
	O	C		L
R	A			

Puzzle 14.

W			R	
L	O		E	
V	E			
S	H	A		A
B		R	R	

Puzzle 15.

I	R			I
U		F		
S		E	L	
		P	P	O
T			S	T

Puzzle 16.

L		N	A	
	I	N	C	
A	R			R
C		B	I	
	U	E		

Puzzle 17.

	A			H
H			E	D
C	A	V		
W	A			E
	L		T	H

Puzzle 18.

	H	R	U	
S	H			T
C	R	U		
	U		C	
B		A		K

Puzzle 19.

S		O		D
	U	I	L	
W	A		E	
S		L		D
	I	S	E	

Puzzle 20.

G	R			D
	A	K		D
F	L		M	
B	U		G	
	P		K	E

Puzzle 21.

A	L		V	
B	R			G
S	C		L	
G	A		M	
H			R	A

Puzzle 22.

S	P		N	
S				F
A			A	S
F		A	N	
P	L	A		

Puzzle 23.

	I	V	I	
	H	E		K
I	D			
T	W			T
	H	I		T

Puzzle 24.

	O	U	N	
	A	V		
	A	V		N
		E	E	
	A	M	E	

Puzzle 25.

	U	I	L	
	U	R		Y
B	R		E	
D	U			
	P	E	C	

Puzzle 26.

C	R		V	
C			I	R
G	E			E
	A	F		R
		I		P

Puzzle 27.

S				E
C	H			T
C		R	L	
		F	U	L
W	R	O		

Puzzle 28.

		N	T	H
W	I			
O			I	C
G	R			L
G			T	E

Puzzle 29.

S	A		N	
	I	R		S
H	E			E
E	X		C	
	I	F	L	

Puzzle 30.

F			L	
B	R	I		
	W	A		E
		I	N	K
F			C	

Puzzle 31.

	A	K		S
			V	E
T	O			T
A		A	I	
	K	U	L	

Puzzle 32.

	H	I		K
		E		T
	O	A	C	
B	O			T
F	R	O		

Puzzle 33.

	O	A		
	I		T	H
H			O	C
I	N	N		
	U	M		

Puzzle 34.

		N		R
	Y		S	Y
	A			T
C	L	A		
B		S		C

Puzzle 35.

C			P	E
		E	L	F
S	W			R
S		A	S	
	M		S	S

Puzzle 36.

A	S	K		
S			U	T
		O	W	D
T	H			D
D		Z		N

Puzzle 37.

	R	A	M	
S		N		
L		G		T
F			H	T
Q		E		T

Puzzle 38.

A	D	A		
	G	L		O
	L	A	D	
	U	S		C
L		M	O	

Puzzle 39.

		B	I	
M	A	S		
G			D	Y
A	R	R		
R		C		R

Puzzle 40.

	D	D		Y
		F	E	
	A		I	N
E		E		
	I	D		N

Puzzle 41.

		U	M	P
A		A	R	
C		I	E	
	O	U		D
	R	O	K	

Puzzle 42.

M				R
	O		I	C
	R		P	T
	E		N	S
	D	M	I	

Puzzle 43.

	E	A		D
		E	S	S
B	R			M
B		R	O	
H	O			

Puzzle 44.

U		F	I	
U	S		I	
C	O	U		
S	P			
C	R		E	

Puzzle 45.

P	I			E
D			D	Y
C		R	D	
W	R	A		
B		R		S

Puzzle 46.

	Y	E		A
B	A			E
B			G	S
G	R		D	
H	A	O		

Puzzle 47.

	U		P	S
	O		C	E
R			A	
	H	I		E
		I		Y

Puzzle 48.

	A		T	
C	O	N		
	U	R	V	
	L	A		
B				H

Puzzle 49.

T		A	D	
		I	E	
S	T	A		
H	O			E
	I	T		H

Puzzle 50.

T	W		C	
F	A	U		
	O	K	E	
R		D		O
O	F		E	

Puzzle 51.

S	T	O		
S		A		F
C			D	S
	T		A	S
	R	E	E	

Puzzle 52.

S		A		E
B				O
F	L	U		
	A	T	C	
	H		K	E

Puzzle 53.

	A		O	R
	I		E	D
	A		T	Y
B	L		E	
			E	R

Puzzle 54.

	W	E		T
		I		T
C	H		R	
Y	O			S
V	E	N		

Puzzle 55.

S		A		E
	P			D
A	C		R	
	R	A		L
V	O			L

Puzzle 56.

E			C	T
		T	R	A
	H	U	R	
S	P		D	
C	R	U		

Puzzle 57.

		B	U	T
	A	S	T	
	I	N	T	
		N	C	E
I		I		H

Puzzle 58.

			A	L
M			Y	O
G		I		G
S	C			
D			I	T

Puzzle 59.

C			R	Y
		A	N	D
		E	A	
	H			F
	L			P

Puzzle 60.

S		A		
S		A	N	
S	L		C	
		N	N	Y
		O	U	T

Puzzle 61.

C	A	R		
G		E	A	
J		I	C	
		I	C	
K	N	O		

Puzzle 62.

	E	A		T
C		Z	E	
	M	I		H
V		R	S	
	V		N	T

Puzzle 63.

A	L	I		
S	L		E	
F	A		A	
	T		A	
V	I	P		

Puzzle 64.

		T	C	H
	L		O	W
C		O		
N	O		S	
	L		S	S

Puzzle 65.

E			R	A
D			S	Y
L	O	G		
D	O			S
	R	A		E

Puzzle 66.

	H	O		E
W	R			H
T		A	S	
C		A	Z	
E			L	

Puzzle 67.

C	A		C	
	A	R		O
R	E			L
S		A		
C		U	R	

Puzzle 68.

S	W	E		
		A	T	E
B		A	K	
G	L		S	
P			S	H

Puzzle 69.

		P		R
R		W	E	
F	E			R
	E	V	E	
S		E		L

Puzzle 70.

	T	L		
F		A	N	
B			L	S
L	I			
G	R	A		

Puzzle 71.

		I	L	L
	U		C	H
S				F
	T		R	T
	A		L	Y

Puzzle 72.

	E		E	L
		C	L	E
		R	E	D
V	I	S		
	U	S		C

Puzzle 73.

	I	S	T	
	E	M	P	
D	E		T	
N	O	I		
F		I		T

Puzzle 74.

		D	O	
		E	A	M
T	H	I		
C	L			S
M	O	U		

Puzzle 75.

		U	F	F
S	P	A		
	R			E
L			C	H
	U	D	D	

Puzzle 76.

		R	T	H
			I	A
	S	I		E
B			C	H
B		I	S	

Puzzle 77.

T		R	E	
R		Y	M	
S	L	I		
S	H		N	
T	Y		N	

Puzzle 78.

G			D	E
F		E		D
	E	I	G	
F	I			
W			K	S

Puzzle 79.

	E	R		
H	O			
L	Y	R		
P	L			
B	E			H

Puzzle 80.

C		N	T	
	L	I		P
	O	O	D	
C	R	A		
		I	A	N

Puzzle 81.

B	U			D
M	A		E	
O		D		Y
	I	E		D
		R	C	Y

Puzzle 82.

C	H			P
M	A	N		
P	E		C	
P		N	D	
		I	T	

Puzzle 83.

T		I		E
H	A			H
Y	I			S
R	A	V		
G		E		N

Puzzle 84.

		A		T
	I	F		E
V	A	L		
B		I		D
S	E		L	

Puzzle 85.

		V	E	N
P	R		M	
P			N	T
	R		V	E
D	A	I		

Puzzle 86.

B		R	T	
J	U			R
D	E			Y
H		D		E
C		A		E

Puzzle 87.

T		A		H
	A	L		D
A		K		E
E			E	R
	O		R	

Puzzle 88.

		R		V	Y
P			Z	A
C	H	E		
C			A	L
B	L		O	

Puzzle 89.

C			S	E
	H		I	K
A	G		N	
T	A	K		
S		R		P

Puzzle 90.

		A	R		H
W				A	N
				U	T
S	H				E
B		R			S

Puzzle 91.

E	X			T
W			E	N
	E		R	Y
S	M	I		
D		L		Y

Puzzle 92.

S	P	O		
S	T	O		
	A	R		H
L	A			
.	R	A		P

Puzzle 93.

L			E	
V	I			T
B		K	S	
A	L			R
	F	T		N

Puzzle 94.

		C	R		W
W	H	I		
C	R			T
S		E	L	
S				L

Puzzle 95.

X	E		O	
R	E	A		
	U		A	R
		F	I	
L				A

Puzzle 96.

	I	D		N
			I	D
		G	H	T
	E	L		N
M	E			N

Puzzle 97.

	R	E	S	
S	H			E
S	T	O		
		R	T	H
	A	N		O

Puzzle 98.

	O	L	O	
	L	A		E
	R	A	U	
B	O		U	
C	O	M		

Puzzle 99.

S			U	
S		O	O	
S		I		E
S		O	N	
S	H		P	

Puzzle 100.

L			E	S
	A	S		
	U		T	Y
G	R			P
H	I		P	

Puzzle 101.

A			G	
	W	E	E	
F		F		H
	R	O		T
P			W	L

Puzzle 102.

	H	O	S	
G	R			E
		U	G	H
R				H
H			C	E

Puzzle 103.

M	A		C	
C		U	N	
F		U		E
D	I			Y
F	L		S	

Puzzle 104.

	E	N	O	
		I	D	L
J	E		U	
L			I	N
U	P		E	

Puzzle 105.

	M		N	G
		A	T	E
H	E	L		
	A	M	E	
B		D		Y

Puzzle 106.

O	R		E	
A			E	R
	A	T	C	
		E	E	L
		U	R	

Puzzle 107.

	U	R	G	
S	T	A		
C	O			T
B	U			T
A		O		T

Puzzle 108.

T			R	N
R	O			S
			R	N
		R	T	
R		N		H

Puzzle 109.

S	H			W
		E	A	D
S	T			E
D			R	
E	V	E		

Puzzle 110.

		A	V	E
	A	N		Y
	I	R	A	
		I	C	H
F	L			H

Puzzle 111.

	H	I	N	
		O	O	K
	U	I	C	
		I	N	Y
		U	N	G

Puzzle 112.

M			E	D
	T		A	S
	E		U	D
		H	A	T
	B		U	N

Puzzle 113.

O	W		E	
H		M	A	
O	C		E	
H				L
	L	D		R

Puzzle 114.

A	R		M	
A			N	
E		R	L	
	E	W	E	
		U	D	E

Puzzle 115.

A			A	N
		T	I	C
O		H		R
B		S		N
B	L		N	

Puzzle 116.

	U		M	Y
B		A		S
Q			R	T
B	R			D
H		P		

Puzzle 117.

M		A		S
N	O	I		
	D	A	R	
N	I		R	
		R	U	M

Puzzle 118.

S	Q			T
	H	A		F
H			F	
H		D		A
P		A	C	

Puzzle 119.

S	O	U		
U		S		T
	H	E	F	
G	A		L	
		I	L	

Puzzle 120.

		E	U		E
W	E		R	
N		B	L	
J		S		S
C	H		N	

Puzzle 121.

C	R	E		
B		U	N	
	C		T	E
M	A	R		
F	I	R		

Puzzle 122.

		U	N	K
A	L		O	
F			N	G
	R	U	S	
	I	R		H

Puzzle 123.

		T		C
S				T
K	Y	O		
Y			R	S
		M	O	N

Puzzle 124.

	H	O	C	
S	M			
		A	R	S
A			S	S
T				H

Puzzle 125.

U		U		P
	S		E	R
		U	E	L
T		P	A	
R		G	A	

Puzzle 126.

	R	A		E
S		I		H
	U	B		C
S	P			T
	R	A	D	

Puzzle 127.

	L	A		E
N		R	S	
L		M	I	
B	U	M		
E	B	O		

Puzzle 128.

G			G	I
N	I			E
	A	L	A	
A			L	Y
B	A		L	

Puzzle 129.

			R	P
K		E		L
A		I	L	
			F	E
S	C			F

Puzzle 130.

W		N		S
	R	U	S	
P	R		D	
P	O			T
T		I	N	

Puzzle 131.

H		P	P	
		L	I	E
C	R			E
W	E			D
	A		L	T

Puzzle 132.

C	O		E	
H			P	O
	O		E	D
S			I	L
S		I		L

Puzzle 133.

F	L			T
P	I			A
H	U			H
		D	A	R
	P	O	I	

Puzzle 134.

	A		S	H
	O	W		R
F	L			E
S			A	R
	N		O	N

Puzzle 135.

		U	G	
	O			Y
	U		P	Y
	I		I	
L		R		C

Puzzle 136.

	E	N		Y
W	R			T
	S	I	D	
H	U	M		
M			A	R

Puzzle 137.

Q	U			Y
Q	U	E		
B	R		Y	
S			C	E
G	R			

Puzzle 138.

		A	L	S
F			C	Y
G	I	F		
	O	D		M
	U	N	A	

Puzzle 139.

S		U		D
S	T			P
E	J			T
		T	E	S
	P	E	A	

Puzzle 140.

B	E		R	
D		I		Y
R	O	S		
C	A		I	
	O	X		C

Puzzle 141.

D	R	U		
P				E
F		E		D
	R		S	H
	U	L	E	

Puzzle 142.

	L	I		
S		A		N
		E	A	D
		T	A	
		R	E	K

Puzzle 143.

B		I	N	
B		S	H	
D	E			
		A	P	T
	N	T		

Puzzle 144.

S			O	K
Q	U	E		
U	P		E	
L	A		E	
C	O	V		

Puzzle 145.

B		A		N
	L		B	E
W	H		A	
T	H		G	
B	R	E		

Puzzle 146.

		Z	Z	A
F	A		A	
	E	N		N
	C	U	T	
G		A		S

Puzzle 147.

C	O	V		
	H		D	Y
E			R	Y
R	O	A		
	L	A	N	

Puzzle 148.

G		O		O
W	A			N
	U	M		
A	N	G		
A	T		M	

Puzzle 149.

F	R	O		
G	U			T
			E	N
R	I	D		
		R	V	E

Puzzle 150.

			R	A
S			P	T
C			I	M
C			I	L
			W	N

Puzzle 151.

R			L	Y
T		L	L	
P				L
	T		I	C
P		U	T	

Puzzle 152.

O	R	B		
A	L	L		
C		D		R
W	H	E		
	A	P		R

Puzzle 153.

	E			E
V	A	U		
H	U		E	
B		D	G	
	U	N		H

Puzzle 154.

		E	E	K
		O	S	S
	P	E	N	
Y	E		P	
C	A		E	

Puzzle 155.

S		O		E
A		A		T
A		U		E
		E	N	D
W	R	I		

Puzzle 156.

	X	A	C	
S			A	R
S			R	K
T	R			N
S			L	L

Puzzle 157.

S	E	V		
S	C	R		
		A	Z	E
C	Y		L	
R	A	N		

Puzzle 158.

G	L			N
Q		I	C	
P	E		R	
	H			L
C			E	D

Puzzle 159.

	O	S	E	
N	W		V	E
F	O			L
	E	P	E	
		E	N	D

Puzzle 160.

S		U	N	
			K	E
	U		S	T
W	H			E
	H		S	T

Puzzle 161.

	G			T
	L	O		
		O	N	Y
		O	N	Y
	R		S	E

Puzzle 162.

P	A	R		
C			M	A
B			E	D
P			C	
M	O	U		

Puzzle 163.

	I	P		D
	O		L	Y
P			S	E
C	E	A		
L	A	S		

Puzzle 164.

	A			Y
	R	O	W	
		L	P	T
A	L		E	
C	O	L		

Puzzle 165.

E			E	S
B		O		D
M		R		H
	P			N
L		W	E	

Puzzle 166.

B		A	Z	
		M		Y
U	S			G
	R	I		L
S		I		T

Puzzle 167.

		I	N	T
	O		I	N
P		R		S
W	H			H
	A		C	H

Puzzle 168.

	A		T	S
		T	A	L
S		I		E
	M	O	N	
S	L			G

Puzzle 169.

A	F	T		
T			C	K
R			A	N
	I	K	E	
		Z	E	

Puzzle 170.

L			H	T
P		S		E
	E		A	L
C	A			N
		G	O	N

Puzzle 171.

B	U	N		
	L			R
B	L		M	
F				H
S	T			

Puzzle 172.

A		T	I	
S	W	O		
H	E			E
	O			Y
	O		E	D

Puzzle 173.

W		T	T	
	O	D		E
		U	N	K
	I	E		D
S	T		O	

Puzzle 174.

D	R	O		
L	O			R
	R			H
B	O			S
F	L		U	

Puzzle 175.

S	T	A		
		E	N	T
	I	R		H
	C	T		T
W			O	W

Puzzle 176.

S			I	L
C		E		R
S	M		A	
S	H			E
L			H	T

Puzzle 177.

	O	Y		L
	H		L	E
F	A			
	P		N	E
	E		P	O

Puzzle 178.

		O		E
A			R	T
F			R	T
P	A			S
V			C	E

Puzzle 179.

S			R	T
		O	R	
T			M	E
S			L	E
W		I		

Puzzle 180.

C		A	O	
D	R	E		
	Q		A	T
	H	Y	M	
C			M	B

Puzzle 181.

	I		T	Y
P		I		E
B		A		T
C		A		
		V	E	N

Puzzle 182.

A		O	R	
	T	A		P
S	C	O		
P			M	P
L	O	V		

Puzzle 183.

B	U	R		
	L	A		E
F			L	
C	A	U		
		T	C	H

Puzzle 184.

G	R		E	
B		E		R
S			D	E
		R	S	T
		R	E	S

Puzzle 185.

	R		N	
A			S	E
	O	U		H
C	O		N	
	I		C	E

Puzzle 186.

	R		A	D
W		I		E
W		I	N	
C		U		
		Y		N	G

Puzzle 187.

	N	B		X
E	M	E		
C	A	B		
		F	U	L
S	W	I		

Puzzle 188.

R			L	E
B	E			H
F			N	K
S			C	E
R	O			H

Puzzle 189.

	U	E		T
	I		C	E
A	U			T
R		A		Y
C			R	Y

Puzzle 190.

B			A	V
T	R			D
	R		M	E
E	Q			P
F	R	O		

Puzzle 191.

D			O	P
	R			K
	R		I	L
	R	A		N
W		K		N

Puzzle 192.

R			I	S
		N	G	S
	E		U	G
L	T			
B		O	O	

Puzzle 193.

D		A	N	
	R	E	E	
	H	I	N	
	H	E	T	
	A	U	N	

Puzzle 194.

		I		E
T	R		N	
A				T
C			M	B
P			Z	A

Puzzle 195.

F			O	D
		R	C	H
			O	R
	S		A	Y
K			E	L

Puzzle 196.

H		E		A
M		K		R
		P	I	L
W	H		R	
	O		L	

Puzzle 197.

M	I			R
S		E	V	
S		N		Y
		R	C	H
	H	O		

Puzzle 198.

		P	E	D
	I	R	S	
C	A	N		
M			D	Y
Y				S

Puzzle 199.

		R	A	Y
C		R		M
C	H			D
I		O		Y
	R		S	E

Puzzle 200.

B	O		S	
S	L	A		
	R	E	B	
M		D		T
M		N	U	

Puzzle 201.

H		T		
		V	I	C
		P	T	Y
E	R		P	
R		I		O

Puzzle 202.

	R	O		N
B			D	S
		B	A	
		I	L	L
	R		P	E

Puzzle 203.

A			L	E
A	G	A		
		R	S	H
	A	P	E	
A	M		S	

Puzzle 204.

C		T	E	
C		R		O
	A	N		S
S	U			R
		T	I	

Puzzle 205.

	A		I	
R	E		E	
H		S		Y
	U	E		T
		D	L	

Puzzle 206.

	A	T		O
	E	S		S
E		G		R
	T		A	D
M		D	E	

Puzzle 207.

	G		N	
K			C	
M	I	G		
F	I	R		
H		Z		L

Puzzle 208.

P	U			H
P	L		T	
	O		C	H
	R	U		P
E	Q		I	

Puzzle 209.

L			S	E
	O		L	
		G	U	E
D	E	V		
C	H		I	

Puzzle 210.

D		I		
U		G	E	
F		O		T
	Y		L	
M	E	T		

Puzzle 211.

	M	O	K	
		U	N	K
		I	N	
	I	E	L	
	C		M	

Puzzle 212.

Q				K
S	U			
S			R	L
M			E	Y
T	R			T

Puzzle 213.

F	R	E		
H			R	D
	T	A		K
P		U		E
C	R			T

Puzzle 214.

F	I		T	
D	R			N
F				T
	R	A	M	
			O	E

Puzzle 215.

		A	D	E
		I	T	E
	A	I	L	
	M		S	H
K	I			S

Puzzle 216.

	R	O		U
T			E	F
	K	I		L
P	O	U		
G			E	K

Puzzle 217.

	I		M	I
R	O			S
	O	U		H
P		A		E
	R	I		H

Puzzle 218.

	U	N	A	
M				R
E			E	R
M	I		H	
E	I	G		

Puzzle 219.

		U	N	T
M	A		O	
	E		R	A
S	T	O		
	W	I		E

Puzzle 220.

C	O	V		
S	H			K
	P	A	R	
G		I	L	
	L	A	N	

Puzzle 221.

C	O		I	
	H	I	N	
D	R			M
			A	M
		U	N	T

Puzzle 222.

D		O	L	
M	E	T		
	A	B	O	
T	R			T
T		I		G

Puzzle 223.

C	H	E		
	O	A	P	
H	A			L
		P	E	D
R	A			

Puzzle 224.

	X	I	T	
		I	E	D
S		U		D
T	E			O
	E		S	T

Puzzle 225.

	R	E	E	
		M	I	D
E	M			Y
	T	O	L	
D		Z		D

Puzzle 226.

R	I		E	
	O		E	S
E	Q			P
	R	E	N	
	O	P		D

Puzzle 227.

	A		D	Y
F	I			T
T	Y	P		
C		E		T
	A		R	O

Puzzle 228.

Q			T	A
J		R	O	
I	D		A	
F	E			
A		M		T

Puzzle 229.

T				Z
P	R	O		
	T		L	K
C		S		
	R		T	H

Puzzle 230.

	C	R		D
S		I	R	
	S	H		R
	I	N	I	
	R			D

Puzzle 231.

			A	L
M			C	H
	A	L		S
L	O		I	
B	R	O		

Puzzle 232.

V	I	P		
		G	I	N
	O		E	R
F	R	E		
		I	A	L

Puzzle 233.

M	I			R
	E		N	S
	R	A	C	
	L	A		K
B	R	A		

Puzzle 234.

B	E	G		
F	L			
D	R			D
	O		S	
P			T	S

Puzzle 235.

H		M	I	
W	O			H
	Q		A	D
G			N	D
C			L	D

Puzzle 236.

		N	T	S
			O	O
		K	I	R
		T	C	H
P			U	C

Puzzle 237.

	W		C	E
N	Y			N
	A	P		R
G	R			N
C				S

Puzzle 238.

T	O	R		
	R		A	D
		U	R	S
	L	A		E
H	U			H

Puzzle 239.

R				T
	I	R	L	
L			L	
	H	E		
B	R			D

Puzzle 240.

S		R	E	
U	P			T
G	R		E	
		O	L	L
	N	T		L

Puzzle 241.

		I	S	T
		E	A	K
T		E	A	
C	H	I		
	V		R	

Puzzle 242.

			L	L
R		M		
B			G	E
L				H
	U		G	

Puzzle 243.

G		A	E	E
		U	C	K
C	L			
	C	O	R	
H	O			Y

Puzzle 244.

A	L	P		
I	V			Y
S		E	A	
	U	A		T
S			I	T

Puzzle 245.

O	F	T		
	W	I	N	
R	E	N		
K	N			L
D	I	N		

Puzzle 246.

Z	E		R	
P	E		A	
I		B		E
W	E	I		
	L	P		A

Puzzle 247.

C		I		S
T	A	K		
A	L	T		
	I	E		E
	E			H

Puzzle 248.

C	H		R	
G	O		S	
S		V	E	
B			E	P
O		D	E	

Puzzle 249.

C	L			
T		O		E
C		E	E	
R	O	M		
S	P			T

Puzzle 250.

	L	A	M	
	R	O		E
		O	U	T
	O		N	D
		U	L	T

Puzzle 251.

		I	G	N
B	U		E	
A	R	M		
		O	B	S
P	A		T	

Puzzle 252.

W			T	
F		T	A	
	E	S		T
W	R		T	
		R	S	E

Puzzle 253.

		I	S	T
		E	P	T
	R		N	K
C		N	T	
P	A			H

Puzzle 254.

R	O	A		
B	I			T
M	O		E	
T	R		E	
	L	D	E	

Puzzle 255.

W		O		
F	A			T
F	O	G		
V		N		
	C		R	N

Puzzle 256.

		A	N	D
	E	V		R
A			U	
	R	A		
O		T		N

Puzzle 257.

		E	A	R
	W	I		E
K	E	E		
S	U		T	
W			S	T

Puzzle 258.

R		D		R
W		I	G	
I	M	P		
W	H			E
L			K	Y

Puzzle 259.

A		P		E
		E	N	T
R	E			N
		L	L	Y
W	H	E		

Puzzle 260.

		I		E	R
	R		A	D
S	W		R	
S	P	I		
		O		K

Puzzle 261.

S		A	D	
M		I	S	
U			L	
		A	K	E
		K		S

Puzzle 262.

M		N		S
	O	Y	A	
P	A	N		
B	A			D
	U		T	Y

Puzzle 263.

D	A			Y
	E		L	
R	A		I	
	M		U	
Y	O			G

Puzzle 264.

	N		U	
S	N		F	
O	U	N		
P			E	D
T	I			R

Puzzle 265.

K		N	G	
	A	S		Y
E	A	R		
	O		A	L
G			L	

Puzzle 266.

A			N	G
	W	I		E
B	O			T
P		A		
B			D	E

Puzzle 267.

	E		I	T
N	A		T	
		R		H
	O		G	E
M	U	S		

Puzzle 268.

B	R		E	
	L	A		H
	R	O		N
P	L			E
	L	O		D

Puzzle 269.

G		O		E
G			T	E
S				K
H	I		E	
A	D		I	

Puzzle 270.

P		O		Y
		U		E
	E		N	S
		U		E
	O	U		E

Puzzle 271.

		O	L	E
	E	L	P	
	N		K	E
		A	R	L
	U		D	

Puzzle 272.

G				N
C		E		E
P		A	R	
P	L	A		
S			R	P

Puzzle 273.

C		R	D	
	L	E	E	
	L	O		
	M		S	S
	R	A		

Puzzle 274.

S			E	S
	T	O	M	
K			T	O
C	U	R		
F	L		C	

Puzzle 275.

	L	I	G	
	N		E	R
A		G	R	
		R	E	W
	A		E	L

Puzzle 276.

R	H			O
T	A		L	
W	H			L
P		R		E
A	N			E

Puzzle 277.

W		T		R
		U		D
D	O	R		
B		U	S	
	H	A	M	

Puzzle 278.

C	L	E		
F	L	A		
G		A	N	
W		I		T
		F	T	S

Puzzle 279.

R	O			N
	E			Y
		A	W	N
P	R			
E		I		Y

Puzzle 280.

B	L		N	
T		M	E	
E		C	E	
O	R			
S	T			P

Puzzle 281.

	R	K	E	
	A	N		R
T	A		L	
W	A			S
		V		S

Puzzle 282.

	O		N	
	R	U	N	
T			C	E
F		L		H
	W	A		E

Puzzle 283.

S	T	O		
	T	A	R	
S		R		P
E		U	I	
S	T		E	

Puzzle 284.

	E	T	E	
		M	P	S
L	A		C	
F		E	S	
F		U	M	

Puzzle 285.

C	O		O	
B	L		N	
S	E			E
P		I		T
	L	U		G

Puzzle 286.

L	Y			C
R	I		E	
P	O			
T		P	E	
T		I	E	

Puzzle 287.

	A	C		N
M		N		
S			U	B
V		W	E	
C	H			D

Puzzle 288.

	M	E		L
		I	F	T
S		E	E	
I	N		P	
A	S	S		

Puzzle 289.

C	H	I		
B	O			D
Y		M	M	
T	R			
	I	Z		

Puzzle 290.

	R		N	S
S		P		R
	U	M	O	
	L	I		P
	O			Y

Puzzle 291.

	I		E	D
	I	G	H	
D	O			T
	U	I	D	
E		E	M	

Puzzle 292.

	N		I	E
A	S		E	
M		U		H
S			A	
		N	A	L

Puzzle 293.

	E	A	T	
M		T	A	
R		B	I	
	H		U	T
S	T		N	

Puzzle 294.

F		G	G	
B		O		
C	O			H
		E	N	N
S	L			G

Puzzle 295.

T		N	N	
G		E		
	W	I		E
		L		Y
	O	V		D

Puzzle 296.

		E		L	S
S			N	T
	P	A	R	
		E		D
D		A		K

Puzzle 297.

	O	R		T
D		G	I	
	I	N	D	
B			C	H
S	H			E

Puzzle 298.

H	E	R		
		R	D	S
F	I		E	
L	T			N
F		O		T

Puzzle 299.

	I		E	N
	P	P	E	
		U	T	
	H	Y		E
G			T	E

Puzzle 300.

	A	U	D	
B	R		A	
F		A		K
	W	I		G
W		U		D

Puzzle 301.

	L		S	H
		N	C	Y
	A	T		H
	H	I	C	
S	Y			H

Puzzle 302.

S		R	U	
S		U	N	
S		I		K
	H		F	T
U	A			

Puzzle 303.

B		M	P	
	I	B	E	
T			L	E
G		I		D
	H		E	E

Puzzle 304.

E	A		T	
	J	R	T	
C		E		P
S	L	A		
S			U	T

Puzzle 305.

		N	U	S
	A	S	T	
L	Y		I	
		I	R	
N			S	Y

Puzzle 306.

K			W	
S		A		E
	P	I	L	
	O		F	S
S		A	R	

Puzzle 307.

	L		I	N
	H	I		T
F		O	S	
R	O			S
E	A			

Puzzle 308.

M	O			M
	U	E		T
X			O	N
		I		Y
	E		T	H

Puzzle 309.

	H	A		
S			A	K
S		O		N
B			C	H
F	L	A		

Puzzle 310.

A		S	E	
I		E	A	
	L	O		N
S			R	M
L			G	E

Puzzle 311.

	E		S	E
Y	E			T
		A	R	
	O	I	C	
	B	O	R	

Puzzle 312.

X		N	O	
F		R		Y
		N	D	S
S	T		I	
	U	C	C	

Puzzle 313.

H	I		T	
S		I		E
	T	R		
M	A		O	
	A		I	N

Puzzle 314.

C		A	S	
A		M	O	
Q	U	E		
	Q	U		D
C		I		K

Puzzle 315.

		A	N	K
O		N		E
	H	I		I
C	H		L	
V		L	I	

Puzzle 316.

E		E	M	
T	R	A		
D	E			H
	L	A	S	
S	C			E

Puzzle 317.

	E		E	L
	E		I	X
E			E	L
F		O		T
		P	E	R

Puzzle 318.

E	R			O
U	S	H		
	I		K	Y
S		E		M
H	U	R		

Puzzle 319.

	L		V	E
	L			M
H		T		H
T	A			
T			E	R

Puzzle 320.

C		R		
C			I	R
G	I		N	
S		A		T
S		O	R	

Puzzle 321.

	U			Y
D	E		U	
S		A	R	
		I		E
M	I		C	

Puzzle 322.

I	S			E
	R	M		
T		I		G
G		P		Y
	I	N		

Puzzle 323.

		A	N	T
	R	O	A	
M	I	A		
	R		S	
		O	W	S

Puzzle 324.

B	I			P
		A	I	N
		O	N	Y
C	L			S
L				N

Puzzle 325.

B		Y	E	
		R	C	H
		W	E	
C	O	U		
C	R		S	

Puzzle 326.

		E		R
E	A		E	
	A	C	E	
H	Y			A
R	A			

Puzzle 327.

	O	Z		N
G		A	N	
S		A	T	
	R		S	S
	I	T		

Puzzle 328.

N	A			D
	I	D	A	
	I		I	T
		G		T
F	A			T

Puzzle 329.

T	H		R	
	O	D		E
G		R	S	
K			C	K
F	E	T		

Puzzle 330.

	E	G	A	
		I	G	T
	R		E	D
S	P			
		A		T

Puzzle 331.

		O		N
	A	S		E
		T	C	H
		N		H
F		F	T	

Puzzle 332.

		O	R	
	H		U	T
G			V	E
S	T		L	
		U		E

Puzzle 333.

Y		C		
B			E	R
B	O			D
	A		T	A
M		T	C	

Puzzle 334.

K		O		K
		P	P	O
	O	N	E	
B		U	G	
S	P			S

Puzzle 335.

	O	L	A	
		X	E	
M	E		A	
U		P		R
S		I		L

Puzzle 336.

	A		L	Y
		R	L	Y
G	L		A	
B	O	T		
N			H	T

Puzzle 337.

A	H		A	
	T	O	O	
C	A			H
B	E			N
B			I	C

Puzzle 338.

	E			O
	Y	R		C
			P	Y
P	A		E	
	C	R		D

Puzzle 339.

R			S	E
C	E	N		
J		L	L	
	R		A	L
	N	D	E	

Puzzle 340.

	L	E		T
V	I			U
	L			D
B		A	V	
	U	N		E

Puzzle 341.

Y		W	E	
T			I	C
	X	U		E
S		A		E
	L	A	S	

Puzzle 342.

		B		E
U	S	H		
R		S		S
	O		E	R
E	R		P	

Puzzle 343.

V		I	C	
D	O		M	
	O	W		R
	U		E	R
P			W	

Puzzle 344.

		L	A	
G		I		
	H		V	E
T	U	L		
C	A		I	

Puzzle 345.

P			N	
T	R		T	
S		I	Z	
	R			Y
		O	S	E

Puzzle 346.

T	E	E		
A	R		S	
			R	T
F	I		N	
	P	E	E	

Puzzle 347.

		R	E	
S		A	G	
A	C			R
		A	I	R
	A	G	I	

Puzzle 348.

	O	U		N
L		N		H
L			E	R
B		O		
E		E		Y

Puzzle 349.

G			M	A
P		E	Y	
		A	R	D
S		L	I	
C		Z		N

Puzzle 350.

	C	A		E
T	H	R		
C		O		
H	A		E	
		N		S

Puzzle 351.

	E		L	Y
M	A	Y		
	S	S	U	
M	A			
C			I	C

Puzzle 352.

S			R	E
		A	S	T
S		U		K
P		A	N	
		I	E	D

Puzzle 353.

	A	R		Y
P			T	E
D	E		A	
M	O		E	
R	A		I	

Puzzle 354.

	A	N		
M		Y		E
S			M	
C		U	L	
		L	I	T

Puzzle 355.

	E	L		S
	L	A	C	
		A	C	
K		A		K
S		U		K

Puzzle 356.

	L	O		R
	I		E	R
D	I		E	
T			A	L
L	E	G		

Puzzle 357.

S		U		E
S	P		R	
J				E
	O	R		S
	A		L	E

Puzzle 358.

	I	X	T	
		U	N	G
W	H		L	
		C	R	O
	A	P	P	

Puzzle 359.

	E	A	S	
C		A	S	
		I	V	E
P			N	
D			E	D

Puzzle 360.

	P		D	E
S	T		F	
		A	S	P
		R	R	O
		A		T

Puzzle 361.

L	E	V		
		X	E	
	O	W		S
	O		E	L
L	U	N		

Puzzle 362.

			U	R
R			C	H
S		A	R	
J			C	E
S			N	T

Puzzle 363.

	E			R
	R	U		K
	R			K
C	H	O		
Q	U		K	

Puzzle 364.

W	I			
	I		G	E
O	C			T
		D	T	H
D	A			Y

Puzzle 365.

	E	N		N
W		I	R	
	U	G	A	
		F	I	T
Q	U			N

Puzzle 366.

	U		L	T
F	U		G	
	N	I		E
A	S		E	
B			N	T

Puzzle 367.

D	O			G
C		A		K
	L	E	A	
M	E			
S				M

Puzzle 368.

	O	R		H
	R	A		
G	O	I		
T	O		E	
			N	S

Puzzle 369.

H		O		S
C		R	E	
W		P	E	
	R	U		T
S		L		Y

Puzzle 370.

X	E			A
	E		A	L
	A	B	L	
	A	G		L
	A	G		

Puzzle 371.

T	A		L	
W	O		S	
E	M		T	
		E	A	M
F	R			

Puzzle 372.

M			E	L
	E	A		H
P	A			E
		A	C	K
		O	P	Y

Puzzle 373.

D		N		E
B		D	L	
F	U	R		
T	A			E
	O	T		S

Puzzle 374.

C	A	B		
	O	U		H
P		A	T	
D	A			Y
A	B			T

Puzzle 375.

B			L	T
B		S		C
	O	R	G	
	A		G	E
D	R		N	

Puzzle 376.

C		D	E	
S	H	R		
		I		G	E
L	A			
C	A	N		

Puzzle 377.

N	I	G		
		A	R	L
Y		N		
A	N			
B	A			

Puzzle 378.

F	U			Y
	R		F	T
		U	S	H
P		R		L
C		U		T

Puzzle 379.

	R	O		H
		A	C	E
	L		O	M
S		I	Z	
	O	N		E

Puzzle 380.

	E	D		E
S	I			G
C	I			C
B	O		E	
		N		S

Puzzle 381.

Y	E	A		
		L	I	D
S		U		K
		O	R	N
G		I	T	

Puzzle 382.

		D	E	O
	E	R		Y
	O	P	I	
	T	A	L	
E	A			Y

Puzzle 383.

B	L			P
L	A	T		
	O		E	D
M	U	S		
	E	B		C

Puzzle 384.

		G	E	R
S				E
	A	T		H
	O		O	R
O		N		R

Puzzle 385.

	H		I	R
	H	U		E
		A	R	F
A	L		O	
F		O	S	

Puzzle 386.

	C	O	P	
	O	R	C	
J	E		L	
	R		I	T
W				D

Puzzle 387.

A		L		Y
	M		U	
		B	O	X
	I	N		R
		K	E	

Puzzle 388.

F			U	
V	O			R
		P	A	Y
P		O	T	
	O	I		Y

Puzzle 389.

W		K		S
L		U	G	
		G	I	C
D		O		P
	G	A	I	

Puzzle 390.

	U		E	R
B				G
F	L		U	
		A	O	S
C	H			

Puzzle 391.

	T	A		T
	A	R		A
	D	A	L	
	R	I		L
E			M	Y

Puzzle 392.

P	R	I		
	A	R	G	
N	O			H
	I		C	H
	A		S	H

Puzzle 393.

C		I	C	
C		U	S	
L	A		C	
S	H		R	
R		A		

Puzzle 394.

	A	G	I	
	E	W	E	
	Y		O	N
A	L	L		
R	E		G	

Puzzle 395.

	L			K
S	L		T	
B	R			E
	E	A		
	O	L		S

Puzzle 396.

B			N	K
		C	A	Y
	G	L		O
S	H			
		D	L	Y

Puzzle 397.

	U		R	Y
F	L		E	
Y	E			T
	U	C	K	
	A	B		

Puzzle 398.

	H		U	G
S	L		C	
S			L	S
A	R	I		
B		E	C	

Puzzle 399.

L		I	N	
N		L		N
S		E	W	
	U	I	T	
	O		I	C

Puzzle 400.

		G	H	T
S	O	L		
T	R		S	
	H	O		E
A			L	E

COLORING IMAGE

COLOR THE LETTERS & WHITE AREAS WITH YOUR OWN CHOICE OF COLORS

FREEWAY ENDS

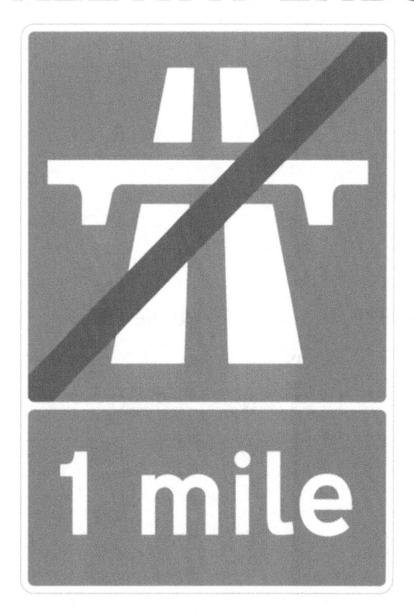

COLORING IMAGE

COLOR THE TRAFFIC SIGNS WHITE AREAS WITH YOUR OWN CHOICE OF COLORS

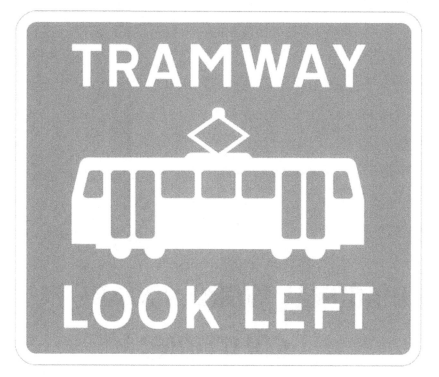

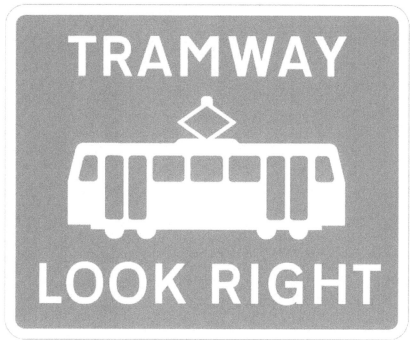

5x5 DIAGONAL WORD SQUARE PUZZLE SOLUTIONS

5x5 DIAGONAL WORD SQUARE PUZZLE SOLUTIONS

Answer 1.

P	H	O	N	E
R	E	A	C	T
S	H	R	E	W
F	A	R	C	E
N	I	N	T	H

Answer 2.

H	A	Z	E	L
B	A	R	O	N
B	E	S	E	T
W	R	O	T	E
W	I	T	T	Y

Answer 3.

R	E	B	U	T
B	O	U	N	D
S	N	O	W	Y
K	N	I	F	E
T	W	I	N	S

Answer 4.

F	R	O	N	T
F	L	O	U	T
E	B	O	N	Y
T	H	R	O	W
T	H	I	R	D

Answer 5.

A	S	S	E	T
D	R	A	N	K
J	U	R	O	R
A	R	E	A	S
E	N	J	O	Y

Answer 6.

D	R	O	O	P
S	A	L	E	S
W	O	R	L	D
F	A	C	E	S
S	Q	U	A	D

Answer 7.

F	I	E	L	D
W	R	A	T	H
S	T	O	R	E
D	R	E	S	S
E	X	A	C	T

Answer 8.

C	R	U	D	E
A	R	M	O	R
C	H	U	N	K
G	A	V	E	L
S	H	E	L	L

Answer 9.

D	A	R	E	D
G	R	A	D	E
C	L	A	S	H
C	L	A	M	P
V	E	R	S	A

Answer 10.

P	O	R	E	S
T	H	O	R	N
P	H	O	N	Y
D	I	R	T	Y
I	G	L	O	O

Answer 11.

T	O	P	A	Z
S	E	I	Z	E
S	C	R	E	W
G	A	M	M	A
Y	O	U	R	S

Answer 12.

I	N	E	P	T
S	N	I	F	F
L	A	B	O	R
C	O	C	O	A
H	E	L	I	X

Answer 13.

B	A	S	E	D
R	E	L	A	Y
A	N	G	R	Y
F	O	C	A	L
R	A	Y	O	N

Answer 14.

W	E	I	R	D
L	O	V	E	D
V	E	R	S	E
S	H	A	R	E
B	E	R	R	Y

Answer 15.

I	R	A	Q	I
U	N	F	I	T
S	P	E	L	L
H	I	P	P	O
T	O	A	S	T

Answer 16.

L	U	N	A	R
F	I	N	C	H
A	R	M	O	R
C	A	B	I	N
G	U	E	S	T

Answer 17.

W	A	T	C	H
H	O	P	E	D
C	A	R	V	E
W	A	S	T	E
C	L	O	T	H

Answer 18.

S	H	R	U	G
S	H	I	R	T
C	R	U	E	L
P	U	N	C	H
B	L	A	C	K

Answer 19.

S	T	O	O	D
G	U	I	L	D
W	A	G	E	R
S	A	L	A	D
M	I	S	E	R

Answer 20.

G	R	E	E	D
N	A	K	E	D
F	L	U	M	E
B	U	L	G	E
S	P	I	K	E

Answer 21.

A	L	I	V	E
B	R	I	N	G
S	C	O	L	D
G	A	M	M	A
H	Y	D	R	A

Answer 22.

S	P	E	N	T
S	C	A	R	F
A	R	E	A	S
F	L	A	N	K
P	L	A	T	E

Answer 23.

C	I	V	I	L
C	H	E	C	K
I	D	E	A	L
T	W	I	S	T
S	H	I	F	T

Answer 24.

W	O	U	N	D
G	A	V	E	L
H	A	V	E	N
C	H	E	E	K
G	A	M	E	S

Answer 25.

Q	U	I	L	L
C	U	R	R	Y
B	R	I	E	R
D	U	T	C	H
S	P	E	C	K

Answer 26.

C	R	A	V	E
C	H	O	I	R
G	E	E	S	E
S	A	F	E	R
B	L	I	M	P

Answer 27.

S	C	O	P	E
C	H	A	N	T
C	U	R	L	Y
A	W	F	U	L
W	R	O	N	G

Answer 28.

T	E	N	T	H
W	I	N	D	S
O	P	T	I	C
G	R	I	L	L
G	R	A	T	E

218

Answer 29.

S	A	I	N	T
V	I	R	U	S
H	E	N	C	E
E	X	A	C	T
R	I	F	L	E

Answer 30.

F	I	E	L	D
B	R	I	D	E
A	W	A	K	E
D	R	I	N	K
F	L	O	C	K

Answer 31.

T	A	K	E	S
D	R	I	V	E
T	O	A	S	T
A	V	A	I	L
S	K	U	L	L

Answer 32.

C	H	I	C	K
W	H	E	A	T
C	O	A	C	H
B	O	A	S	T
F	R	O	Z	E

Answer 33.

R	O	A	C	H
F	I	L	T	H
H	A	V	O	C
I	N	N	E	R
T	U	M	O	R

Answer 34.

L	U	N	A	R
G	Y	P	S	Y
K	A	R	A	T
C	L	A	I	M
B	A	S	I	C

Answer 35.

C	R	E	P	E
S	H	E	L	F
S	W	E	A	R
S	M	A	S	H
A	M	A	S	S

Answer 36.

A	S	K	E	W
S	C	O	U	T
C	R	O	W	D
T	H	I	R	D
D	O	Z	E	N

Answer 37.

T	R	A	M	P
S	I	N	C	E
L	I	G	H	T
F	I	G	H	T
Q	U	E	S	T

Answer 38.

A	D	A	P	T
I	G	L	O	O
G	L	A	D	E
M	U	S	I	C
L	E	M	O	N

Answer 39.

R	O	B	I	N
M	A	S	O	N
G	I	D	D	Y
A	R	R	A	Y
R	E	C	U	R

Answer 40.

O	D	D	L	Y
O	F	F	E	R
S	A	T	I	N
E	L	D	E	R
W	I	D	E	N

Answer 41.

T	R	U	M	P
A	W	A	R	D
C	R	I	E	S
H	O	U	N	D
B	R	O	K	E

Answer 42.

M	A	Y	O	R
T	O	P	I	C
E	R	U	P	T
M	E	A	N	S
A	D	M	I	T

Answer 43.

B	E	A	R	D
B	L	E	S	S
B	R	O	O	M
B	A	R	O	N
H	O	P	E	D

Answer 44.

U	N	F	I	T
U	S	I	N	G
C	O	U	C	H
S	P	A	R	K
C	R	E	E	P

Answer 45.

P	I	E	C	E
D	A	N	D	Y
C	A	R	D	S
W	R	A	T	H
B	I	R	D	S

Answer 46.

H	Y	E	N	A
B	A	R	G	E
B	A	N	G	S
G	R	A	D	E
C	H	A	O	S

Answer 47.

J	U	M	P	S
V	O	I	C	E
R	E	L	A	Y
W	H	I	L	E
R	A	I	N	Y

Answer 48.

P	A	R	T	S
C	O	N	E	S
C	U	R	V	E
P	L	A	C	E
B	E	N	C	H

Answer 49.

T	R	A	D	E
B	R	I	E	R
S	T	A	R	E
H	O	R	S	E
P	I	T	C	H

Answer 50.

T	W	I	C	E
F	A	U	L	T
T	O	K	E	N
R	O	D	E	O
O	F	T	E	N

Answer 51.

S	T	O	O	P
S	T	A	F	F
C	A	R	D	S
A	T	L	A	S
C	R	E	E	P

Answer 52.

S	L	A	T	E
B	A	N	J	O
F	L	U	S	H
H	A	T	C	H
C	H	O	K	E

Answer 53.

M	A	Y	O	R
M	I	X	E	D
H	A	S	T	Y
B	L	E	E	D
R	I	D	E	R

Answer 54.

S	W	E	A	T
S	W	I	F	T
C	H	A	R	T
Y	O	U	R	S
V	E	N	O	M

Answer 55.

S	L	A	V	E
S	P	E	E	D
A	C	O	R	N
T	R	A	I	L
V	O	W	E	L

Answer 56.

E	L	E	C	T
E	X	T	R	A
C	H	U	R	N
S	P	A	D	E
C	R	U	D	E

Answer 57.

R	E	B	U	T
H	A	S	T	Y
N	I	N	T	H
D	A	N	C	E
I	R	I	S	H

Answer 58.

S	T	A	L	K
M	A	Y	O	R
G	O	I	N	G
S	C	E	N	E
D	R	I	F	T

Answer 59.

C	U	R	R	Y
G	R	A	N	D
S	H	E	A	R
T	H	I	E	F
C	L	U	M	P

Answer 60.

S	T	A	T	E
S	L	A	N	G
S	L	A	C	K
B	U	N	N	Y
S	P	O	U	T

Answer 61.

C	A	R	A	T
G	L	E	A	M
J	U	I	C	E
V	O	I	C	E
K	N	O	C	K

Answer 62.

H	E	A	R	T
C	O	Z	E	N
S	M	I	T	H
V	E	R	S	E
E	V	E	N	T

Answer 63.

A	L	I	K	E
S	L	E	E	P
F	A	T	A	L
S	T	E	A	M
V	I	P	E	R

Answer 64.

F	E	T	C	H
A	L	L	O	W
C	L	O	U	D
N	O	I	S	E
G	L	O	S	S

Answer 65.

E	X	T	R	A
D	A	I	S	Y
L	O	G	I	N
D	O	L	L	S
C	R	A	V	E

Answer 66.

C	H	O	K	E
W	R	A	T	H
T	E	A	S	E
C	R	A	Z	E
E	A	R	L	Y

Answer 67.

C	A	T	C	H
C	A	R	G	O
R	E	B	E	L
S	N	A	I	L
C	H	U	R	N

Answer 68.

S	W	E	E	P
S	L	A	T	E
B	R	A	K	E
G	L	O	S	S
P	L	A	S	H

Answer 69.

V	A	P	O	R
R	O	W	E	D
F	E	W	E	R
S	E	V	E	N
S	W	E	L	L

Answer 70.

A	T	L	A	S
F	L	A	N	K
B	E	L	L	S
L	I	V	E	D
G	R	A	V	Y

Answer 71.

Q	U	I	L	L
P	U	N	C	H
S	H	E	L	F
S	T	A	R	T
E	A	R	L	Y

Answer 72.

L	E	V	E	L
C	Y	C	L	E
B	O	R	E	D
V	I	S	I	T
M	U	S	I	C

Answer 73.

L	I	S	T	S
T	E	M	P	O
D	E	A	T	H
N	O	I	S	Y
F	L	I	R	T

Answer 74.

W	I	D	O	W
C	R	E	A	M
T	H	I	R	D
C	L	A	S	S
M	O	U	N	T

Answer 75.

S	T	U	F	F
S	P	A	W	N
W	R	I	T	E
L	U	N	C	H
B	U	D	D	Y

Answer 76.

B	I	R	T	H
T	R	I	A	L
A	S	I	D	E
B	E	E	C	H
B	R	I	S	K

Answer 77.

T	H	R	E	E
R	H	Y	M	E
S	L	I	C	K
S	H	I	N	Y
T	Y	I	N	G

Answer 78.

G	L	I	D	E
F	R	E	E	D
R	E	I	G	N
F	I	E	N	D
W	O	R	K	S

Answer 79.

F	E	R	R	Y
H	O	O	F	S
L	Y	R	I	C
P	L	A	T	E
B	E	R	T	H

Answer 80.

C	E	N	T	S
B	L	I	M	P
M	O	O	D	Y
C	R	A	W	L
A	S	I	A	N

Answer 81.

B	U	I	L	D
M	A	K	E	R
O	D	D	L	Y
F	I	E	L	D
M	E	R	C	Y

Answer 82.

C	H	I	R	P
M	A	N	O	R
P	E	R	C	H
P	A	N	D	A
G	R	I	T	S

Answer 83.

T	R	I	B	E
H	A	T	C	H
Y	I	K	E	S
R	A	V	E	N
G	R	E	E	N

Answer 84.

G	R	A	N	T
R	I	F	L	E
V	A	L	U	E
B	U	I	L	D
S	E	A	L	S

Answer 85.

G	I	V	E	N
P	R	I	M	E
P	L	A	N	T
D	R	I	V	E
D	A	I	S	Y

Answer 86.

B	E	R	T	H
J	U	R	O	R
D	E	L	A	Y
H	E	D	G	E
C	R	A	N	E

Answer 87.

T	E	A	C	H
S	A	L	A	D
A	N	K	L	E
E	L	D	E	R
M	O	U	R	N

Answer 88.

G	R	A	V	Y
P	L	A	Z	A
C	H	E	W	S
C	O	R	A	L
B	L	O	O	M

Answer 89.

C	A	U	S	E
S	H	E	I	K
A	G	E	N	T
T	A	K	E	S
S	Y	R	U	P

Answer 90.

L	A	R	C	H
W	O	M	A	N
S	H	O	U	T
S	H	A	K	E
B	I	R	D	S

Answer 91.

E	X	I	S	T
W	A	K	E	N
F	E	R	R	Y
S	M	I	L	E
D	E	L	A	Y

Answer 92.

S	P	O	R	T
S	T	O	N	E
L	A	R	C	H
L	A	T	I	N
T	R	A	M	P

Answer 93.

L	I	K	E	D
V	I	S	I	T
B	A	N	K	S
A	L	T	E	R
O	F	T	E	N

Answer 94.

S	C	R	E	W
W	H	I	N	E
C	R	E	P	T
S	H	E	L	F
S	W	E	L	L

Answer 95.

X	E	N	O	N
R	E	A	C	H
L	U	N	A	R
B	E	F	I	T
L	A	R	V	A

Answer 96.

W	I	D	E	N
R	A	B	I	D
T	I	G	H	T
F	E	L	O	N
M	E	L	O	N

Answer 97.

P	R	E	S	S
S	H	A	R	E
S	T	O	R	Y
F	O	R	T	H
B	A	N	J	O

Answer 98.

C	O	L	O	N
F	L	A	M	E
F	R	A	U	D
B	O	N	U	S
C	O	M	E	S

Answer 99.

S	C	O	U	T
S	H	O	O	K
S	M	I	L	E
S	T	O	N	E
S	H	A	P	E

Answer 100.

L	I	V	E	S
B	A	S	I	L
M	U	S	T	Y
G	R	A	S	P
H	I	P	P	O

Answer 101.

A	L	I	G	N
S	W	E	E	T
F	I	F	T	H
T	R	O	U	T
P	R	O	W	L

Answer 102.

T	H	O	S	E
G	R	A	P	E
L	A	U	G	H
R	O	A	C	H
H	E	N	C	E

Answer 103.

M	A	R	C	H
C	O	U	N	T
F	L	U	T	E
D	I	T	T	Y
F	L	U	S	H

Answer 104.

V	E	N	O	M
T	I	D	A	L
J	E	S	U	S
L	A	T	I	N
U	P	S	E	T

Answer 105.

A	M	O	N	G
E	L	A	T	E
H	E	L	I	X
G	A	M	E	S
B	A	D	L	Y

Answer 106.

O	R	D	E	R
A	F	T	E	R
P	A	T	C	H
K	N	E	E	L
M	O	U	R	N

Answer 107.

S	U	R	G	E
S	T	A	R	T
C	O	U	R	T
B	U	R	N	T
A	B	O	U	T

Answer 108.

T	H	O	R	N
R	O	O	F	S
A	C	O	R	N
F	O	R	T	H
R	A	N	C	H

Answer 109.

S	H	R	E	W
S	T	E	A	D
S	T	A	R	E
D	A	I	R	Y
E	V	E	N	T

Answer 110.

L	E	A	V	E
C	A	N	D	Y
V	I	R	A	L
W	H	I	C	H
F	L	A	S	H

Answer 111.

W	H	I	N	E
C	R	O	O	K
J	U	I	C	Y
S	H	I	N	Y
C	L	U	N	G

Answer 112.

M	O	V	E	D
T	O	A	S	T
E	X	U	D	E
C	H	A	N	T
B	O	U	N	D

Answer 113.

O	W	N	E	R
H	U	M	A	N
O	C	T	E	T
H	O	T	E	L
O	L	D	E	R

Answer 114.

A	R	O	M	A
A	G	E	N	T
E	A	R	L	Y
F	E	W	E	R
C	R	U	D	E

Answer 115.

A	S	I	A	N
O	P	T	I	C
O	T	H	E	R
B	A	S	I	N
B	L	E	N	D

Answer 116.

G	U	M	M	Y
B	R	A	S	S
Q	U	A	R	T
B	R	A	N	D
H	O	P	E	D

Answer 117.

M	E	A	N	S
N	O	I	S	Y
C	E	D	A	R
N	I	C	E	R
F	O	R	U	M

Answer 118.

S	Q	U	A	T
W	H	A	R	F
H	O	O	F	S
H	Y	D	R	A
P	L	A	C	E

Answer 119.

S	O	U	T	H
U	P	S	E	T
T	H	E	F	T
G	A	B	L	E
G	R	I	L	L

Answer 120.

R	E	U	S	E
W	E	I	R	D
N	O	B	L	E
J	E	S	U	S
C	H	A	N	T

Answer 121.

C	R	E	A	K
B	O	U	N	D
A	C	U	T	E
M	A	R	R	Y
F	I	R	S	T

Answer 122.

S	K	U	N	K
A	L	L	O	W
F	L	U	N	G
T	R	U	S	T
B	I	R	T	H

Answer 123.

A	T	T	I	C
S	C	E	N	T
K	Y	O	T	O
Y	O	U	R	S
L	E	M	O	N

Answer 124.

S	H	O	C	K
S	M	I	T	H
S	T	A	R	S
A	M	A	S	S
T	E	A	C	H

Answer 125.

U	S	U	R	P
U	S	H	E	R
C	R	U	E	L
T	O	P	A	Z
R	E	G	A	L

Answer 126.

I	R	A	T	E
S	M	I	T	H
C	U	B	I	C
S	P	O	U	T
G	R	A	D	E

Answer 127.

B	L	A	D	E
N	U	R	S	E
L	I	M	I	T
B	U	M	P	S
E	B	O	N	Y

Answer 128.

G	O	L	G	I
N	I	E	C	E
S	A	L	A	D
A	P	P	L	Y
B	A	L	L	S

Answer 129.

S	H	A	R	P
K	N	E	E	L
A	G	I	L	E
K	N	I	F	E
S	C	A	R	F

Answer 130.

W	A	N	T	S
T	R	U	S	T
P	R	I	D	E
P	O	I	N	T
T	H	I	N	G

Answer 131.

H	A	P	P	Y
B	E	L	I	E
C	R	A	V	E
W	E	I	R	D
V	A	U	L	T

Answer 132.

C	O	M	E	S
H	I	P	P	O
M	O	V	E	D
S	P	O	I	L
S	P	I	L	L

Answer 133.

F	L	E	E	T
P	I	Z	Z	A
H	U	N	C	H
C	E	D	A	R
S	P	O	I	L

Answer 134.

M	A	R	S	H
T	O	W	E	R
F	L	U	K	E
S	C	A	R	Y
O	N	I	O	N

Answer 135.

T	O	U	G	H
J	O	L	L	Y
P	U	P	P	Y
T	I	M	I	D
L	Y	R	I	C

Answer 136.

P	E	N	N	Y
W	R	I	S	T
A	S	I	D	E
H	U	M	O	R
M	O	L	A	R

Answer 137.

Q	U	E	R	Y
Q	U	E	S	T
B	R	A	Y	S
S	A	U	C	E
G	R	E	E	K

Answer 138.

S	E	A	L	S
F	A	N	C	Y
G	I	F	T	S
M	O	D	E	M
L	U	N	A	R

Answer 139.

S	Q	U	A	D
S	T	R	I	P
E	J	E	C	T
N	O	T	E	S
S	P	E	A	R

Answer 140.

B	E	A	R	D
D	A	I	S	Y
R	O	S	E	S
C	A	B	I	N
T	O	X	I	C

Answer 141.

D	R	U	N	K
P	R	O	S	E
F	R	E	E	D
F	R	E	S	H
R	U	L	E	S

Answer 142.

S	L	I	D	E
S	P	A	W	N
B	R	E	A	D
A	L	T	A	R
C	R	E	E	K

Answer 143.

B	E	I	N	G
B	U	S	H	Y
D	E	M	U	R
A	D	A	P	T
E	N	T	R	Y

Answer 144.

S	H	O	O	K
Q	U	E	R	Y
U	P	P	E	R
L	A	B	E	L
C	O	V	E	R

Answer 145.

B	R	A	I	N
G	L	O	B	E
W	H	E	A	T
T	H	I	N	G
B	R	E	E	D

Answer 146.

P	I	Z	Z	A
F	A	T	A	L
B	E	N	I	N
A	C	U	T	E
G	R	A	S	S

Answer 147.

C	O	V	E	T
S	H	A	D	Y
E	V	E	R	Y
R	O	A	S	T
S	L	A	N	T

Answer 148.

G	R	O	O	M
W	A	K	E	N
Y	U	M	M	Y
A	N	G	E	R
A	T	O	M	S

Answer 149.

F	R	O	W	N
G	U	I	L	T
W	I	D	E	N
R	I	D	G	E
C	U	R	V	E

Answer 150.

S	T	R	A	Y
S	L	E	P	T
C	L	A	I	M
C	I	V	I	L
C	L	O	W	N

Answer 151.

R	E	P	L	Y
T	A	L	L	Y
P	E	D	A	L
A	T	T	I	C
P	L	U	T	O

Answer 152.

O	R	B	I	T
A	L	L	E	Y
C	I	D	E	R
W	H	E	E	L
T	A	P	E	R

Answer 153.

L	E	A	V	E
V	A	U	L	T
H	O	U	S	E
B	A	D	G	E
B	U	N	C	H

Answer 154.

C	H	E	E	K
G	R	O	S	S
S	P	E	N	T
Y	E	L	P	S
C	A	D	E	T

Answer 155.

S	P	O	K	E
A	W	A	I	T
A	C	U	T	E
T	R	E	N	D
W	R	I	N	G

Answer 156.

E	X	A	C	T
S	M	E	A	R
S	P	A	R	K
T	R	A	I	N
S	T	A	L	L

Answer 157.

S	E	V	E	N
S	C	R	A	P
B	L	A	Z	E
C	Y	C	L	E
R	A	N	G	E

Answer 158.

G	L	E	A	N
Q	U	I	C	K
P	E	A	R	L
W	H	I	R	L
C	A	R	E	D

Answer 159.

R	O	S	E	S
N	A	I	V	E
F	O	C	A	L
R	E	P	E	L
S	P	E	N	D

Answer 160.

S	O	U	N	D
S	M	O	K	E
G	U	E	S	T
W	H	I	L	E
G	H	O	S	T

Answer 161.

A	G	E	N	T
G	L	O	V	E
E	B	O	N	Y
A	G	O	N	Y
E	R	A	S	E

Answer 162.

P	A	R	T	Y
C	O	M	M	A
B	O	R	E	D
P	E	A	C	H
M	O	U	T	H

Answer 163.

W	I	P	E	D
H	O	L	L	Y
P	U	R	S	E
C	E	A	S	E
L	E	A	S	T

Answer 164.

G	A	U	D	Y
P	R	O	W	L
S	L	E	P	T
A	L	I	E	N
C	O	L	O	N

Answer 165.

E	A	V	E	S
B	R	O	A	D
M	A	R	C	H
S	P	O	O	N
L	O	W	E	R

Answer 166.

B	L	A	Z	E
Y	U	M	M	Y
U	S	I	N	G
G	R	I	L	L
S	H	I	R	T

Answer 167.

P	A	I	N	T
R	O	B	I	N
P	O	R	E	S
W	H	I	C	H
C	A	T	C	H

Answer 168.

D	A	R	T	S
T	O	T	A	L
S	H	I	N	E
A	M	O	N	G
S	L	A	N	G

Answer 169.

A	F	T	E	R
T	R	I	C	K
R	O	M	A	N
Y	I	K	E	S
D	O	Z	E	D

Answer 170.

L	I	G	H	T
P	A	S	T	E
P	E	T	A	L
C	A	B	I	N
W	A	G	O	N

Answer 171.

B	U	N	C	H
C	L	E	A	R
B	L	A	M	E
F	E	T	C	H
S	T	A	R	K

Answer 172.

A	T	T	I	C
S	W	O	R	D
H	E	A	V	E
S	O	R	R	Y
H	O	P	E	D

Answer 173.

W	I	T	T	Y
L	O	D	G	E
S	K	U	N	K
Y	I	E	L	D
S	T	O	O	D

Answer 174.

D	R	O	O	P
L	O	W	E	R
B	R	U	S	H
B	O	O	B	S
F	L	O	U	T

Answer 175.

S	T	A	R	S
S	C	E	N	T
M	I	R	T	H
O	C	T	E	T
W	I	D	O	W

Answer 176.

S	N	A	I	L
C	L	E	A	R
S	M	E	A	R
S	H	A	P	E
L	I	G	H	T

Answer 177.

R	O	Y	A	L
W	H	I	L	E
F	A	I	R	Y
S	P	I	N	E
T	E	M	P	O

Answer 178.

S	C	O	P	E
A	P	A	R	T
F	L	I	R	T
P	A	R	T	S
V	O	I	C	E

Answer 179.

S	N	O	R	T
S	T	O	R	Y
T	H	Y	M	E
S	C	A	L	E
W	H	I	N	E

Answer 180.

C	H	A	O	S
D	R	E	A	D
S	Q	U	A	T
R	H	Y	M	E
C	L	I	M	B

Answer 181.

D	I	T	T	Y
P	R	I	D	E
B	E	A	S	T
C	R	A	W	L
H	A	V	E	N

Answer 182.

A	B	O	R	T
S	T	A	M	P
S	C	O	U	T
P	L	U	M	P
L	O	V	E	S

Answer 183.

B	U	R	S	T
F	L	A	M	E
F	A	U	L	T
C	A	U	S	E
P	A	T	C	H

Answer 184.

G	R	E	E	D
B	L	E	A	R
S	P	A	D	E
B	U	R	S	T
P	O	R	E	S

Answer 185.

P	R	I	N	T
A	R	O	S	E
R	O	U	G	H
C	O	I	N	S
W	I	N	C	E

Answer 186.

T	R	I	A	D
W	H	I	T	E
W	R	I	N	G
C	L	U	N	G
T	Y	I	N	G

Answer 187.

I	N	B	O	X
E	M	E	R	Y
C	A	B	I	N
A	W	F	U	L
S	W	I	N	E

Answer 188.

R	I	F	L	E
B	E	E	C	H
F	R	A	N	K
S	L	I	C	E
R	O	A	C	H

Answer 189.

G	U	E	S	T
N	I	E	C	E
A	U	D	I	T
R	E	A	D	Y
C	A	R	R	Y

Answer 190.

B	R	A	V	E
T	R	E	N	D
F	R	A	M	E
E	Q	U	I	P
F	R	O	W	N

Answer 191.

D	R	O	O	P
B	R	O	O	K
T	R	A	I	L
G	R	A	I	N
W	A	K	E	N

Answer 192.

R	A	I	S	E
B	A	N	G	S
D	E	B	U	G
L	A	T	I	N
B	L	O	O	D

Answer 193.

D	R	A	N	K
B	R	E	E	D
S	H	I	N	Y
T	H	E	F	T
T	A	U	N	T

Answer 194.

A	S	I	D	E
T	R	E	N	D
A	B	O	U	T
C	L	I	M	B
P	L	A	Z	A

Answer 195.

F	L	O	O	D
P	A	R	C	H
A	C	T	O	R
E	S	S	A	Y
K	N	E	E	L

Answer 196.

H	Y	E	N	A
M	A	K	E	R
S	P	I	L	L
W	H	I	R	L
D	O	L	L	Y

Answer 197.

M	I	S	E	R
S	I	E	V	E
S	A	N	D	Y
P	A	R	C	H
C	H	O	S	E

Answer 198.

W	I	P	E	D
F	I	R	S	T
C	A	N	O	E
M	O	O	D	Y
Y	A	W	L	S

Answer 199.

A	R	R	A	Y
C	D	R	O	M
C	H	O	R	D
I	V	O	R	Y
A	R	I	S	E

Answer 200.

B	O	O	S	T
S	L	A	N	G
K	R	E	B	S
M	I	D	S	T
M	I	N	U	S

Answer 201.

H	O	T	E	L
C	I	V	I	C
E	M	P	T	Y
E	R	U	P	T
R	H	I	N	O

Answer 202.

B	R	O	W	N
B	I	R	D	S
C	U	B	A	N
S	T	I	L	L
C	R	E	P	E

Answer 203.

A	N	G	L	E
A	G	A	I	N
M	A	R	S	H
P	A	P	E	R
A	M	U	S	E

Answer 204.

C	A	T	E	R
C	A	R	G	O
P	A	N	T	S
S	U	G	A	R
U	N	T	I	L

Answer 205.

M	A	G	I	C
R	E	P	E	L
H	A	S	T	Y
Q	U	E	S	T
S	A	D	L	Y

Answer 206.

R	A	T	I	O
J	E	S	U	S
E	A	G	E	R
S	T	E	A	D
M	O	D	E	L

Answer 207.

A	G	O	N	Y
K	N	A	C	K
M	I	G	H	T
F	I	R	E	D
H	A	Z	E	L

Answer 208.

P	U	N	C	H
P	L	A	T	E
C	O	U	C	H
T	R	U	M	P
E	Q	U	I	P

Answer 209.

L	O	O	S	E
W	O	R	L	D
A	R	G	U	E
D	E	V	I	L
C	H	A	I	N

Answer 210.

D	O	I	N	G
U	R	G	E	D
F	R	O	S	T
C	Y	C	L	E
M	E	T	A	L

Answer 211.

S	M	O	K	E
S	K	U	N	K
T	W	I	N	S
Y	I	E	L	D
C	A	M	E	L

Answer 212.

Q	U	I	R	K
S	U	I	T	E
S	W	I	R	L
M	O	N	E	Y
T	R	E	A	T

Answer 213.

F	R	E	S	H
H	E	A	R	D
S	T	A	L	K
P	A	U	S	E
C	R	E	P	T

Answer 214.

F	I	F	T	H
D	R	O	W	N
F	E	A	S	T
T	R	A	M	P
P	R	O	S	E

Answer 215.

G	R	A	D	E
W	R	I	T	E
A	V	A	I	L
S	M	A	S	H
K	I	N	D	S

Answer 216.

T	R	O	U	T
T	H	I	E	F
S	K	I	L	L
P	O	U	N	D
G	R	E	E	K

Answer 217.

M	I	A	M	I
R	O	S	E	S
S	O	U	T	H
P	L	A	T	E
I	R	I	S	H

Answer 218.

L	U	N	A	R
M	I	S	E	R
E	A	G	E	R
M	I	G	H	T
E	I	G	H	T

Answer 219.

T	A	U	N	T
M	A	Y	O	R
Z	E	B	R	A
S	T	O	L	E
T	W	I	C	E

Answer 220.

C	O	V	E	T
S	H	U	C	K
S	P	A	R	K
G	U	I	L	T
B	L	A	N	K

Answer 221.

C	O	M	I	C
T	H	I	N	K
D	R	E	A	M
S	T	E	A	M
S	T	U	N	T

Answer 222.

D	R	O	L	L
M	E	T	E	R
L	A	B	O	R
T	R	O	U	T
T	H	I	N	G

Answer 223.

C	H	E	E	K
S	O	A	P	Y
H	A	Z	E	L
H	O	P	E	D
R	A	Y	O	N

Answer 224.

E	X	I	S	T
C	R	I	E	D
S	Q	U	A	D
T	E	M	P	O
F	E	A	S	T

Answer 225.

F	R	E	E	D
T	I	M	I	D
E	M	E	R	Y
S	T	O	L	E
D	O	Z	E	D

Answer 226.

R	I	P	E	N
C	O	M	E	S
E	Q	U	I	P
A	R	E	N	A
H	O	P	E	D

Answer 227.

H	A	N	D	Y
F	I	G	H	T
T	Y	P	E	S
C	R	E	P	T
M	A	C	R	O

Answer 228.

Q	U	O	T	A
J	U	R	O	R
I	D	E	A	L
F	E	A	S	T
A	D	M	I	T

Answer 229.

T	O	P	A	Z
P	R	O	S	E
S	T	A	L	K
C	H	O	S	E
T	R	U	T	H

Answer 230.

A	C	R	I	D
S	P	I	R	E
U	S	H	E	R
M	I	N	I	M
F	R	I	E	D

Answer 231.

V	I	R	A	L
M	A	T	C	H
S	A	L	E	S
L	O	G	I	C
B	R	O	A	D

Answer 232.

V	I	P	E	R
L	O	G	I	N
L	O	W	E	R
F	R	E	E	D
T	R	I	A	L

Answer 233.

M	I	N	E	R
R	E	I	N	S
G	R	A	C	E
B	L	A	N	K
B	R	A	Y	S

Answer 234.

B	E	G	A	N
F	L	U	T	E
D	R	E	A	D
R	O	A	S	T
P	A	N	T	S

Answer 235.

H	U	M	I	D
W	O	R	T	H
S	Q	U	A	D
G	R	I	N	D
C	O	U	L	D

Answer 236.

C	E	N	T	S
G	L	O	O	M
S	K	I	R	T
F	E	T	C	H
P	L	U	C	K

Answer 237.

T	W	I	C	E
N	Y	L	O	N
T	A	P	E	R
G	R	E	E	N
C	A	R	D	S

Answer 238.

T	O	R	C	H
T	R	I	A	D
Y	O	U	R	S
E	L	A	T	E
H	U	N	C	H

Answer 239.

R	I	G	H	T
G	I	R	L	S
L	E	G	A	L
T	H	E	I	R
B	R	E	E	D

Answer 240.

S	H	R	E	W
U	P	S	E	T
G	R	E	E	K
D	R	O	L	L
U	N	T	I	L

Answer 241.

E	X	I	S	T
S	N	E	A	K
T	R	E	A	T
C	H	I	M	E
E	V	E	R	Y

Answer 242.

D	O	L	L	Y
R	O	M	A	N
B	A	D	G	E
L	A	U	G	H
F	U	D	G	E

Answer 243.

G	L	A	Z	E
P	L	U	C	K
C	L	O	U	D
A	C	O	R	N
H	O	K	E	Y

Answer 244.

A	L	P	H	A
I	V	O	R	Y
S	M	E	A	R
Q	U	A	R	T
S	P	L	I	T

Answer 245.

O	F	T	E	N
T	W	I	N	E
R	E	N	E	W
K	N	E	E	L
D	I	N	E	R

Answer 246.

Z	E	B	R	A
P	E	D	A	L
I	M	B	U	E
W	E	I	R	D
A	L	P	H	A

Answer 247.

C	H	I	P	S
T	A	K	E	S
A	L	T	A	R
P	I	E	C	E
B	E	N	C	H

Answer 248.

C	H	U	R	N
G	O	O	S	E
S	E	V	E	R
B	I	C	E	P
O	R	D	E	R

Answer 249.

C	L	O	S	E
T	H	O	S	E
C	R	E	E	K
R	O	M	A	N
S	P	O	U	T

Answer 250.

F	L	A	M	E
P	R	O	S	E
A	B	O	U	T
M	O	U	N	D
V	A	U	L	T

Answer 251.

R	E	I	G	N
B	U	Y	E	R
A	R	M	E	D
B	O	O	B	S
P	A	S	T	A

Answer 252.

W	R	I	T	E
F	A	T	A	L
B	E	S	E	T
W	R	A	T	H
P	U	R	S	E

Answer 253.

W	R	I	S	T
C	R	E	P	T
F	R	A	N	K
C	E	N	T	S
P	A	T	C	H

Answer 254.

R	O	A	C	H
B	I	G	O	T
M	O	V	E	D
T	R	I	E	S
O	L	D	E	R

Answer 255.

W	H	O	S	E
F	A	I	N	T
F	O	G	G	Y
V	E	N	O	M
A	C	O	R	N

Answer 256.

B	R	A	N	D
S	E	V	E	R
A	R	G	U	E
G	R	A	I	N
O	F	T	E	N

Answer 257.

S	P	E	A	R
T	W	I	N	E
K	N	E	E	S
S	Q	U	A	T
W	R	I	S	T

Answer 258.

R	I	D	E	R
W	E	I	G	H
I	M	P	L	Y
W	H	A	L	E
L	U	C	K	Y

Answer 259.

A	P	P	L	E
A	G	E	N	T
R	E	I	G	N
F	U	L	L	Y
W	H	E	R	E

Answer 260.

C	I	D	E	R
B	R	O	A	D
S	W	A	R	M
S	P	I	N	E
S	T	O	C	K

Answer 261.

S	H	A	D	E
M	O	I	S	T
U	N	C	L	E
S	T	A	K	E
M	A	K	E	S

Answer 262.

M	I	N	U	S
R	O	Y	A	L
P	A	N	T	S
B	A	S	E	D
M	U	S	T	Y

Answer 263.

D	A	I	R	Y
S	E	A	L	S
R	A	B	I	D
I	M	B	U	E
Y	O	U	N	G

Answer 264.

I	N	P	U	T
S	N	I	F	F
O	U	N	C	E
P	O	S	E	D
T	I	M	E	R

Answer 265.

K	I	N	G	S
H	A	S	T	Y
E	A	R	T	H
C	O	R	A	L
G	U	I	L	T

Answer 266.

A	M	O	N	G
T	W	I	C	E
B	O	A	S	T
P	E	A	R	L
B	R	I	D	E

Answer 267.

B	E	F	I	T
N	A	S	T	Y
H	A	R	S	H
F	O	R	G	E
M	O	U	S	E

Answer 268.

B	R	I	E	F
F	L	A	S	H
F	R	O	W	N
P	L	A	N	E
B	L	O	O	D

Answer 269.

G	L	O	B	E
G	R	A	T	E
S	N	E	A	K
H	I	K	E	S
A	D	M	I	T

Answer 270.

P	H	O	N	Y
P	L	U	M	E
B	E	A	N	S
A	C	U	T	E
R	O	U	T	E

Answer 271.

W	H	O	L	E
Y	E	L	P	S
S	N	A	K	E
S	N	A	R	L
B	U	D	D	Y

Answer 272.

G	I	V	E	N
C	R	E	E	P
P	E	A	R	L
P	L	A	S	H
S	H	A	R	P

Answer 273.

C	A	R	D	S
F	L	E	E	T
C	L	O	V	E
A	M	A	S	S
G	R	A	D	E

Answer 274.

S	H	O	E	S
A	T	O	M	S
K	Y	O	T	O
C	U	R	R	Y
F	L	O	C	K

Answer 275.

A	L	I	G	N
A	N	G	E	R
A	N	G	R	Y
S	C	R	E	W
P	A	N	E	L

Answer 276.

R	H	I	N	O
T	A	L	L	Y
W	H	I	L	E
P	A	R	S	E
A	N	K	L	E

Answer 277.

W	A	T	E	R
W	O	U	L	D
D	O	R	M	S
B	L	U	S	H
S	H	A	M	E

Answer 278.

C	L	E	A	N
F	L	A	M	E
G	I	A	N	T
W	R	I	S	T
G	I	F	T	S

Answer 279.

R	O	B	I	N
R	E	L	A	Y
S	P	A	W	N
P	R	I	D	E
E	D	I	F	Y

Answer 280.

B	L	I	N	K
T	I	M	E	S
E	X	C	E	L
O	R	D	E	R
S	T	A	M	P

Answer 281.

B	R	O	K	E
M	A	N	O	R
T	A	L	L	Y
W	A	L	L	S
E	L	V	E	S

Answer 282.

B	O	U	N	D
D	R	U	N	K
T	R	U	C	E
F	I	L	T	H
A	W	A	R	E

Answer 283.

S	T	O	O	D
S	T	A	R	K
S	C	R	A	P
E	Q	U	I	P
S	T	E	E	P

Answer 284.

P	E	T	E	R
J	U	M	P	S
L	A	R	C	H
F	L	E	S	H
F	L	U	M	E

Answer 285.

C	O	C	O	A
B	L	E	N	D
S	E	I	Z	E
P	A	I	N	T
F	L	U	N	G

Answer 286.

L	Y	R	I	C
R	I	D	E	R
P	O	K	E	R
T	Y	P	E	D
T	R	I	E	D

Answer 287.

B	A	C	O	N
M	O	N	T	H
S	C	R	U	B
V	O	W	E	L
C	H	O	R	D

Answer 288.

S	M	E	L	L
S	W	I	F	T
S	T	E	E	R
I	N	E	P	T
A	S	S	E	T

Answer 289.

C	H	I	C	K
B	O	U	N	D
Y	U	M	M	Y
T	R	A	M	P
P	I	Z	Z	A

Answer 290.

G	R	I	N	S
S	U	P	E	R
H	U	M	O	R
B	L	I	M	P
S	O	R	R	Y

Answer 291.

W	I	P	E	D
E	I	G	H	T
D	O	N	U	T
G	U	I	D	E
E	N	E	M	Y

Answer 292.

U	N	T	I	E
A	S	K	E	D
M	O	U	T	H
S	Q	U	A	T
C	A	N	A	L

Answer 293.

D	E	A	T	H
M	E	T	A	L
R	A	B	I	D
S	H	O	U	T
S	T	I	N	G

Answer 294.

F	O	G	G	Y
B	L	O	C	K
C	O	U	C	H
P	E	N	N	Y
S	L	A	N	G

Answer 295.

T	O	N	N	E
G	R	E	E	N
T	W	I	N	E
D	E	L	A	Y
M	O	V	E	D

Answer 296.

S	E	A	L	S
S	T	U	N	T
S	P	A	R	E
B	E	A	R	D
D	R	A	N	K

Answer 297.

W	O	R	S	T
D	I	G	I	T
W	I	N	D	Y
B	E	N	C	H
S	H	O	R	E

Answer 298.

H	E	R	O	N
C	A	R	D	S
F	I	B	E	R
L	A	T	I	N
F	R	O	N	T

Answer 299.

S	I	R	E	N
U	P	P	E	R
Y	O	U	T	H
R	H	Y	M	E
G	R	A	T	E

Answer 300.

G	A	U	D	Y
B	R	E	A	D
F	L	A	N	K
S	W	I	N	G
W	O	U	N	D

285 286

Answer 301.

P	L	U	S	H
F	A	N	C	Y
C	A	T	C	H
W	H	I	C	H
S	Y	N	C	H

Answer 302.

S	H	R	U	B
S	W	U	N	G
S	T	I	C	K
S	H	I	F	T
Q	U	A	R	T

Answer 303.

B	U	M	P	Y
F	I	B	E	R
T	A	B	L	E
G	U	I	L	D
T	H	R	E	E

Answer 304.

E	A	R	T	H
E	J	R	T	H
C	H	E	A	P
S	L	A	C	K
S	C	O	U	T

Answer 305.

M	I	N	U	S
B	A	S	T	E
L	Y	R	I	C
W	H	I	R	L
N	O	I	S	Y

Answer 306.

K	N	O	W	S
S	N	A	R	E
S	P	I	L	L
R	O	O	F	S
S	C	A	R	E

Answer 307.

S	L	A	I	N
S	H	I	F	T
F	L	O	S	S
R	O	S	E	S
E	A	V	E	S

Answer 308.

M	O	D	E	M
G	U	E	S	T
X	E	N	O	N
S	P	I	C	Y
T	E	E	T	H

Answer 309.

K	H	A	K	I
S	N	E	A	K
S	P	O	O	N
B	O	T	C	H
F	L	A	N	K

Answer 310.

A	S	S	E	T
I	D	E	A	L
B	L	O	W	N
S	W	A	R	M
L	O	D	G	E

Answer 311.

R	E	U	S	E
Y	E	A	S	T
S	H	A	R	K
V	O	I	C	E
A	B	O	R	T

Answer 312.

X	E	N	O	N
F	E	R	R	Y
H	A	N	D	S
S	T	A	I	R
Y	U	C	C	A

Answer 313.

H	O	I	S	T
S	E	I	Z	E
S	T	R	I	P
M	A	S	O	N
S	A	T	I	N

Answer 314.

C	R	A	S	H
A	R	M	O	R
Q	U	E	S	T
S	Q	U	A	D
C	L	I	C	K

Answer 315.

B	L	A	N	K
O	U	N	C	E
C	H	I	L	I
C	H	I	L	L
V	A	L	I	D

Answer 316.

E	N	E	M	Y
T	R	A	D	E
D	E	A	T	H
G	L	A	S	S
S	C	A	L	E

Answer 317.

R	E	P	E	L
H	E	L	I	X
E	X	C	E	L
F	L	O	U	T
U	P	P	E	R

Answer 318.

E	R	R	O	R
U	S	H	E	R
R	I	S	K	Y
S	T	E	A	M
H	U	R	R	Y

Answer 319.

A	L	I	V	E
G	L	E	A	M
H	A	T	C	H
T	A	K	E	S
T	I	G	E	R

Answer 320.

C	U	R	R	Y
C	H	A	I	R
G	I	A	N	T
S	C	A	N	T
S	N	O	R	T

Answer 321.

H	U	R	R	Y
D	E	B	U	G
S	T	A	R	K
D	R	I	V	E
M	I	N	C	E

Answer 322.

I	S	S	U	E
A	R	M	E	D
T	Y	I	N	G
G	Y	P	S	Y
F	I	N	C	H

Answer 323.

G	R	A	N	T
B	R	O	A	D
M	I	A	M	I
A	R	O	S	E
G	R	O	W	S

Answer 324.

B	I	C	E	P
G	R	A	I	N
A	G	O	N	Y
C	L	A	W	S
L	E	M	O	N

Answer 325.

B	U	Y	E	R
T	O	R	C	H
P	O	W	E	R
C	O	U	L	D
C	R	O	S	S

Answer 326.

M	E	T	E	R
E	A	V	E	S
P	A	C	E	D
H	Y	D	R	A
R	A	T	I	O

Answer 327.

C	O	Z	E	N
G	R	A	N	D
S	K	A	T	E
D	R	E	S	S
W	I	T	C	H

Answer 328.

N	A	K	E	D
T	I	D	A	L
D	I	G	I	T
T	I	G	H	T
F	A	I	N	T

Answer 329.

T	H	I	R	D
D	O	D	G	E
G	I	R	L	S
K	N	O	C	K
F	E	T	C	H

Answer 330.

L	E	G	A	L
B	I	G	O	T
A	R	M	E	D
S	P	O	I	L
S	M	A	R	T

Answer 331.

B	R	O	W	N
P	A	S	T	E
W	I	T	C	H
P	I	N	C	H
F	I	F	T	H

Answer 332.

W	O	R	S	T
S	H	O	U	T
G	R	O	V	E
S	T	A	L	K
C	A	U	S	E

Answer 333.

Y	A	C	H	T
B	O	X	E	R
B	O	U	N	D
S	A	N	T	A
M	A	T	C	H

Answer 334.

K	N	O	C	K
H	I	P	P	O
C	O	N	E	S
B	O	U	G	H
S	P	O	T	S

Answer 335.

M	O	L	A	R
B	O	X	E	S
M	E	T	A	L
U	P	P	E	R
S	K	I	L	L

Answer 336.

E	A	R	L	Y
E	J	R	L	Y
G	L	E	A	N
B	O	T	C	H
N	I	G	H	T

Answer 337.

A	H	E	A	D
S	T	O	O	L
C	A	T	C	H
B	E	G	I	N
B	A	S	I	C

Answer 338.

T	E	M	P	O
L	Y	R	I	C
P	U	P	P	Y
P	A	C	E	D
A	C	R	I	D

Answer 339.

R	A	I	S	E
C	E	N	T	S
J	O	L	L	Y
T	R	I	A	L
I	N	D	E	X

Answer 340.

S	L	E	P	T
V	I	R	U	S
B	L	E	N	D
B	R	A	V	E
O	U	N	C	E

Answer 341.

Y	A	W	E	D
T	O	P	I	C
E	X	U	D	E
S	H	A	R	E
G	L	A	S	S

Answer 342.

A	B	O	V	E
U	S	H	E	R
R	O	S	E	S
T	O	W	E	R
E	R	U	P	T

Answer 343.

V	O	I	C	E
D	O	R	M	S
L	O	W	E	R
R	U	L	E	R
P	R	O	W	L

Answer 344.

D	E	L	A	Y
G	R	I	L	L
S	H	A	V	E
T	U	L	I	P
C	A	B	I	N

Answer 345.

P	R	I	N	T
T	R	U	T	H
S	E	I	Z	E
C	R	A	Z	Y
W	H	O	S	E

Answer 346.

T	E	E	T	H
A	R	I	S	E
A	L	E	R	T
F	I	E	N	D
S	P	E	E	D

Answer 347.

A	G	R	E	E
S	T	A	G	E
A	C	T	O	R
C	H	A	I	R
M	A	G	I	C

Answer 348.

M	O	U	R	N
L	U	N	C	H
L	A	S	E	R
B	O	O	T	S
E	M	E	R	Y

Answer 349.

G	A	M	M	A
P	R	E	Y	S
H	E	A	R	D
S	O	L	I	D
C	O	Z	E	N

Answer 350.

S	C	A	L	E
T	H	R	E	W
C	L	O	U	D
H	A	T	E	S
M	I	N	U	S

Answer 351.

B	E	L	L	Y
M	A	Y	O	R
I	S	S	U	E
M	A	G	I	C
C	O	M	I	C

Answer 352.

S	P	A	R	E
B	O	A	S	T
S	K	U	L	K
P	L	A	N	E
F	I	E	N	D

Answer 353.

P	A	R	T	Y
P	A	S	T	E
D	E	C	A	Y
M	O	T	E	L
R	A	B	I	D

Answer 354.

F	A	N	C	Y
M	A	Y	B	E
S	T	U	M	P
C	O	U	L	D
S	P	L	I	T

Answer 355.

B	E	L	L	S
S	L	A	C	K
Q	U	A	C	K
K	N	A	C	K
S	T	U	C	K

Answer 356.

F	L	O	O	R
T	I	M	E	R
D	I	N	E	R
T	O	T	A	L
L	E	G	A	L

Answer 357.

S	P	U	M	E
S	P	A	R	K
J	U	I	C	E
F	O	R	K	S
F	A	B	L	E

Answer 358.

S	I	X	T	H
S	T	U	N	G
W	H	O	L	E
M	A	C	R	O
H	A	P	P	Y

Answer 359.

B	E	A	S	T
C	L	A	S	S
A	L	I	V	E
P	H	O	N	Y
D	R	I	E	D

Answer 360.

S	P	A	D	E
S	T	A	F	F
G	R	A	S	P
B	U	R	R	O
C	R	A	F	T

Answer 361.

L	E	V	E	L
B	O	X	E	R
B	O	W	L	S
M	O	D	E	L
L	U	N	A	R

Answer 362.

R	E	C	U	R
R	E	A	C	H
S	T	A	R	E
J	U	I	C	E
S	C	E	N	T

Answer 363.

P	E	T	E	R
T	R	U	C	K
B	R	O	O	K
C	H	O	S	E
Q	U	A	K	E

Answer 364.

W	I	D	O	W
T	I	N	G	E
O	C	T	E	T
W	I	D	T	H
D	A	N	D	Y

Answer 365.

B	E	N	I	N
W	E	I	R	D
S	U	G	A	R
U	N	F	I	T
Q	U	E	E	N

Answer 366.

Q	U	I	L	T
F	U	D	G	E
U	N	I	T	E
A	S	K	E	W
B	U	R	N	T

Answer 367.

D	O	I	N	G
C	R	A	N	K
C	L	E	A	N
M	E	T	A	L
S	T	E	A	M

Answer 368.

T	O	R	C	H
F	R	A	N	K
G	O	I	N	G
T	O	K	E	N
B	E	A	N	S

Answer 369.

H	O	O	F	S
C	A	R	E	D
W	I	P	E	R
E	R	U	P	T
S	I	L	L	Y

Answer 370.

X	E	N	I	A
P	E	T	A	L
S	A	B	L	E
B	A	G	E	L
M	A	G	I	C

Answer 371.

T	A	B	L	E
W	O	R	S	E
E	M	P	T	Y
C	R	E	A	M
F	R	I	Z	Z

Answer 372.

M	O	D	E	L
R	E	A	C	H
P	A	R	S	E
Q	U	A	C	K
S	O	A	P	Y

Answer 373.

D	A	N	C	E
B	A	D	L	Y
F	U	R	R	Y
T	A	S	T	E
N	O	T	E	S

Answer 374.

C	A	B	I	N
M	O	U	T	H
P	L	A	T	E
D	A	I	S	Y
A	B	O	R	T

Answer 375.

B	U	I	L	T
B	A	S	I	C
F	O	R	G	E
L	A	R	G	E
D	R	O	N	E

Answer 376.

C	I	D	E	R
S	H	R	U	G
S	I	E	G	E
L	A	S	S	O
C	A	N	E	S

Answer 377.

N	I	G	H	T
P	E	A	R	L
Y	A	W	N	S
A	N	K	L	E
B	A	D	L	Y

Answer 378.

F	U	N	N	Y
D	R	I	F	T
B	R	U	S	H
P	E	R	I	L
C	O	U	N	T

Answer 379.

F	R	O	T	H
G	R	A	C	E
B	L	O	O	M
S	E	I	Z	E
T	O	N	N	E

Answer 380.

L	E	D	G	E
S	I	E	G	E
C	I	V	I	C
B	O	X	E	S
B	A	N	G	S

Answer 381.

Y	E	A	S	T
S	O	L	I	D
S	H	U	C	K
A	C	O	R	N
G	R	I	T	S

Answer 382.

R	O	D	E	O
M	E	R	R	Y
T	O	P	I	C
M	E	T	A	L
E	A	R	L	Y

Answer 383.

B	L	I	M	P
L	A	T	I	N
P	O	S	E	D
M	U	S	I	C
X	E	B	E	C

Answer 384.

A	N	G	E	R
S	C	E	N	E
W	A	T	C	H
D	O	N	O	R
O	W	N	E	R

Answer 385.

C	H	A	I	R
C	H	U	T	E
W	H	A	R	F
A	L	L	O	W
F	L	O	S	S

Answer 386.

S	C	O	P	E
F	O	R	C	E
J	E	L	L	Y
O	R	B	I	T
W	I	P	E	D

Answer 387.

A	L	L	E	Y
I	M	B	U	E
I	N	B	O	X
D	I	N	E	R
M	A	K	E	R

Answer 388.

F	O	R	U	M
V	O	T	E	R
S	P	R	A	Y
P	H	O	T	O
N	O	I	S	Y

Answer 389.

W	A	K	E	S
L	A	U	G	H
M	A	G	I	C
D	R	O	O	P
A	G	A	I	N

Answer 390.

C	U	T	E	R
B	R	I	N	G
F	L	O	U	R
C	H	A	O	S
C	H	I	C	K

Answer 391.

S	T	A	R	T
L	A	R	V	A
M	E	D	A	L
G	R	I	L	L
E	N	E	M	Y

Answer 392.

P	R	I	D	E
B	A	R	G	E
N	O	R	T	H
P	I	N	C	H
M	A	R	S	H

Answer 393.

C	L	I	C	K
C	A	U	S	E
L	A	R	C	H
S	H	O	R	T
R	E	A	D	Y

Answer 394.

M	A	G	I	C
F	E	W	E	R
N	Y	L	O	N
A	L	L	O	Y
R	E	I	G	N

Answer 395.

F	L	A	N	K
S	L	A	T	E
B	R	O	K	E
Y	E	A	S	T
F	O	L	K	S

Answer 396.

B	L	I	N	K
D	E	C	A	Y
I	G	L	O	O
S	H	E	L	F
O	D	D	L	Y

Answer 397.

F	U	R	R	Y
F	L	I	E	S
Y	E	A	S	T
L	U	C	K	Y
G	A	B	L	E

Answer 398.

S	H	R	U	G
S	L	I	C	K
S	E	A	L	S
A	R	I	S	E
B	E	E	C	H

Answer 399.

L	Y	I	N	G
N	Y	L	O	N
S	H	R	E	W
F	R	U	I	T
C	O	M	I	C

Answer 400.

M	I	G	H	T
S	O	L	V	E
T	R	U	S	T
W	H	O	S	E
A	G	I	L	E

COLORING IMAGE

COLOR THE WHITE AREAS IN TRAFFIC SIGNS WITH YOUR OWN CHOICE OF COLORS

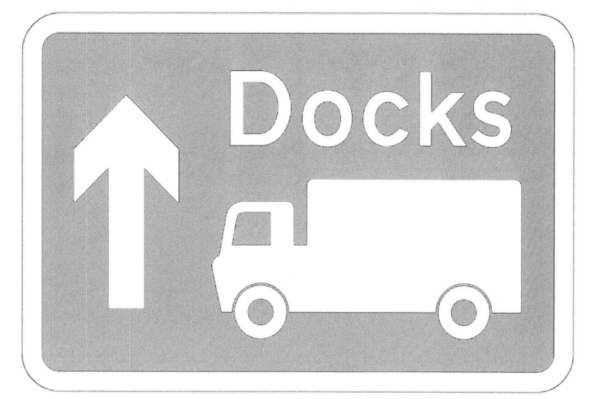

COLORING IMAGE

COLOR THE LETTERS & WHITE AREAS WITH YOUR OWN CHOICE OF COLORS

NO SWIMMING FOR CARS

6x6 DIAGONAL WORD SQUARE PUZZLES

6x6 DIAGONAL WORD SQUARE PUZZLES

Puzzle 1.

	N	Y	H	O	
B	U			E	
B	G	G		R	
T	H	R			H
		L	T	E	
R	I	N			

Puzzle 2.

B		R	I		
M	I				T
H			C		P
		C	K	E	
	U	C	K		T
C	L	O			R

Puzzle 3.

M	U	S			
D		B	A	T	
I	G			R	E
	A		T	O	
	E		T	A	L
G				I	L

Puzzle 4.

	E		U	R	N
R			E		D
	E		R		H
K		S	S	E	
M	E		D		
	I	T	R		N

Puzzle 5.

R	U	L			G
	I			E	R
	O	P		E	
C			E	L	
	Y	S	E	L	
A	D	V	I		

Puzzle 6.

	I		T		E
	I		E	S	
	I	S			E
	Y		T	E	R
L	E		V	E	
W	E			K	N

Puzzle 7.

P	E				L
	A	K	I		
P	U		R		D
	I	E	R	C	
B		A	C		
	A	N		A	L

Puzzle 8.

	O	U			Y
	A	S	S		
A			I	S	T
		O	T		Y
	A	Z		L	E
E	N		U		E

Puzzle 9.

S	H			E	
	T			K	E
Q	W		R	T	
S		R	A		L
	L		N	D	
C	H	I			Y

Puzzle 10.

V	I	R	T		
	E		P	O	
	U	R		U	R
D		R			G
P	U			F	Y
			N	T	Y

Puzzle 11.

	T		T		D
	T		E		T
		I	L	O	
H		N	G	A	
B	E	C		M	
	A	M	E	R	

Puzzle 12.

	X		E		D
E		C	E		
	A	C	I	F	
	R		E	L	Y
P	O		T		R
			B	I	D

Puzzle 13.

	R			K	Y
	O	T		V	E
B		M	B	L	
	L	I		A	X
		C		O	O
P		U			N

Puzzle 14.

G	R		C		
S	L			H	T
B	I				C
S	T	R			L
R	E	N	A		
		R	K	E	

Puzzle 15.

		O	K	E	
		T		L	E
			O	E	S
H		M	A		E
	W			T	Y
	L	O	T		E

Puzzle 16.

		R	G		N
R	A	C		N	
W		N	D		
	T		A	D	Y
	R	A		G	
K		N			E

Puzzle 17.

	U	N		E	D
C		N	N		
	U	D	D		N
F		U	D		
F	R			E	N
S				I	R

Puzzle 18.

V	E	R			Y
D	E		O		R
B		L		E	
D				E	N
	O	C	K		
D	E		O	R	

Puzzle 19.

	A		I	E	R
		S	S	I	
R		S	S		T
R		S	T		
P	U				S
	O	C	I		L

Puzzle 20.

		E	C		N
S		R			S
M			D	E	
	I	T			R
	F	F	E		T
	E	N		T	H

Puzzle 21.

A		R	O		
S	L	E			
P		L	T		
S			I	N	K
K	E	N	N		
L	I		A		D

Puzzle 22.

	T		T		C
U	T		P	I	
C	R		D	L	
	A			E	R
	E	T	T	E	
		M	O	N	

Puzzle 23.

	O	I	L		D
	E	N			L
S		L		E	
O	P		S	E	
F	A				E
M	K		N		G

Puzzle 24.

	M		R	G	E
C	A		N	O	
	G	A			E
	A		L		D
	A	D	E		
W	I	E			

Puzzle 25.

O	T	H			
C	I	I	E		T
		D	I		G
	O	D			S
R	A	I	S		
I		E	S	T	

Puzzle 26.

A		S	E		T
			E	S	T
H	O	C	K		
D		T	E	C	
	L		E	P	
E	S				T

Puzzle 27.

	E		I	S	T
		M	E	A	
		F	F	L	
		U	O	R	
S	L	E		H	
P	E	T			E

Puzzle 28.

	F	F	O	R	
	M	I	L		
A		P		A	
L	A	D	I		
S	A		U		
R	E	V		V	

Puzzle 29.

		M	A	L	
P	L	E			
			J	A	N
	I		L	E	
	X	E	P		
M	O	K		Y	

Puzzle 30.

R			O	R	
T			P	E	R
	E	C	O	M	
C		M		N	
		O	O	T	
T		R		V	E

Puzzle 31.

		T		I	N
	R	I			T
	P		R	I	
	R	A	G	O	
	I	M		I	D
S		O	G	A	

Puzzle 32.

E	C			E	S
			U	I	R
			T	A	L
			H	I	D
N			G	H	S
D	E			U	Y

Puzzle 33.

E	N			C	
	S	S	E	R	
A	N		I	C	
H			H	L	Y
H	I		D		
			T	E	R

Puzzle 34.

C			T		E
			A	N	C
F		A		C	E
R	E		D	E	
			O	L	L
C		D	D	L	

Puzzle 35.

R	A	G		E	
R	E	P			
		P	O	S	E
	A	L		O	
H				A	Y
S	T	U		D	

Puzzle 36.

	H			E	D
F			R		Y
C		E	R		Y
	A		I	N	G
	L		N	G	E
T			U	S	

Puzzle 37.

R	E			I	R
	E		L	E	
R			F		E
A	L		O	S	
		G	G	L	E
		F	U		D

Puzzle 38.

T	O	W			S
S	H				S
T	U				Y
I	N	S	U		
	P	P		S	E
			I	S	H

Puzzle 39.

B	R			C	
S	O	C	I		
T	H				T
	U	R			Y
T			I	N	G
D	I	N	I		

Puzzle 40.

R		V	E		
	A	U	C		T
R		B	A		
C	O		B	O	
	E	O		L	E
P	H			S	

Puzzle 41.

	E		E		T
Y	E		L	E	
			I	E	S
P	I		I		
	A		T	O	P
	A	T	H	E	

Puzzle 42.

G		A	H		M
J		M	E		
T		I	C		
T		L	L		
I	G		I		
P	A			R	

Puzzle 43.

	A		I	V	E
		T		N	G
I	N	T		N	
M			I	N	
F		A	V	O	
	D		O		N

Puzzle 44.

	N	G			E
	N	S	U	R	
	O	L	E	M	
	O	T			G
		L		S	S
V		C	A		T

Puzzle 45.

A	D	M		R	
A	S	T			A
	E	S	R		
	U	T	E	L	
	C		U	S	
L	O	A			

Puzzle 46.

K	N		V	E	
M		R	E		
W		N	T		R
T				K	S
	O		G		T
U	N	R		L	

Puzzle 47.

A	N	Y			W
C		I	F		
S	P				N
E	A		I		G
	E			E	R
A		G	U	E	

Puzzle 48.

S	E		S		
		T	A	C	
		R	R	E	L
S	M	O		T	
C			B		E
	H	R	I		L

Puzzle 49.

		P	A	C	
	G	R		E	D
		N		O	W
		L	I	E	
T	O		A		
G		N	T		

Puzzle 50.

T	U			E	
A	R	T		S	
B	R			G	E
		O		E	L
		R	M	O	N
R			E	N	

Puzzle 51.

S	T			K	
U	T				A
T	H	U			
E		U	P	T	
M	E			I	C
A	F		A	I	

Puzzle 52.

S		N	I		R
A				E	E
Q	U	O			
O		E		E	R
D	R			G	E
B				M	E

Puzzle 53.

	A		E	N	
		S	D	O	
		L	O	C	
T		L	L		W
B		T	R		Y
H	A	R			

Puzzle 54.

B	A		K	E	
R	O		U	N	
	X		E	N	
S	O	F		L	
	H		T		S
	N			O	M

Puzzle 55.

	A			E	D
			D	L	E
L	O		G		R
S				R	E
S		I	R	I	
R	O		T		N

Puzzle 56.

		E	D		U	M
			S		R	M
M			W	A	Y
M	E				E
A		M	P		T
S	P	I			

Puzzle 57.

J	U				Y
M		N		E	Y
C	O	Y			
P		E		I	X
C	H			U	B
S			I		L

Puzzle 58.

A		T	I		N
	T	R	E		S
	S	T		T	
G		N			S
H			G		Y
	E	B	A		E

Puzzle 59.

	I		R	C	
B				T	H
		O	W	E	R
M		M		A	L
C		N	O	P	
	E	B		O	

Puzzle 60.

G	R	E			Y
F		I			G
	R	O		N	D
C	L			E	
	T		T	E	S
O	R	M			

Puzzle 61.

G				I	C
		T	T	E	
C		L			R
		I	L	E	T
			B	E	R
R		N	W		Y

Puzzle 62.

P		R		E	
		G	O	O	N
		E	L	E	
S		M	I		E
		E		B	E
		N	S	U	T

Puzzle 63.

		L	U		G	E
A		R		R	A	
Z		P	P		R	
A		M	P			
G		L	D			
S			G		T	

Puzzle 64.

P	U	Z	Z		
T	U		N	E	
		S		E	R
A				O	W
L	I	S	T		
	F		E	N	

Puzzle 65.

	I	E		E	R
R			I		G
		C		O	R
C	O		T		
G		R		I	C
D	I	S			M

Puzzle 66.

B		T	H		R
		U	G	H	T
S	H			L	D
		O	K		E
	E	A	V		
	F	F			D

Puzzle 67.

Y			K	E	
N			R	B	Y
B	E		K	E	
		A	S	O	N
S			I		Y
L		M		T	

Puzzle 68.

S	C			C	
		T	I		K	Y
S		R		S	
B	E		U	T	
		T	I	C	
U	N	P	A		

Puzzle 69.

W		R		E	
C		A		S	
G			A	E	
F		E	L	Y	
B	A	T	L		
	I	M	I		S

Puzzle 70.

		B	R	I	C
	E	P	T		
	U	N		E	
	R	A	N		S
L	I				R
P	O	R		A	

Puzzle 71.

I				L	T
K	N	I		E	
L	I			N	G
	O		E	L	
		M		N	T
	R			P	T

Puzzle 72.

	R	O			D
	L	A		E	S
G	L		O		
	A	B	B	I	
	E	V			L
	E		U	A	L

Puzzle 73.

	K	T	S		
T		P	I		
A	U			I	
R			T	E	R
		S	T	E	R
	R	A	H		M

Puzzle 74.

M	I	T	E		
B			A	S	S
W		S			R
		E	E	C	
C	O	S			
	E	L	I		F

Puzzle 75.

D	A	I	N		
	E			N	G
S	O	C			L
	E	L			M
T	U		E		
J	U	N		L	

Puzzle 76.

	O	G		T	
		N	E	M	
		N	K	E	T
	O	O		L	E
V	I		W		
D		T	O		

Puzzle 77.

		T	A	I	N
		O		E	R
R	U				D
	A		E	T	Y
S		U		H	
I	C	I	E		

Puzzle 78.

P		A		E	
	A		H	O	
M	I	S			E
	W	I	T		H
V		L	V		T
S	H	R			

Puzzle 79.

S	P		R		T
	H		E		S
E		E		P	
B	O		L		R
	D	I	B		E
	A			E	S

Puzzle 80.

N	A	T	I		
			O	A	N
		A		O	T
	T	O		M	Y
	H	A		B	Y
S	U				Y

Puzzle 81.

E	A	R			
I			E	N	T
P	T				S
R	E			E	
I		P		R	T
O		L	I	N	

Puzzle 82.

H	U	D	D		
F	E		D		
	O		E	M	
A		R			T
		T	E		D
C	I	N	E		

Puzzle 83.

G	U				R
C	O	M		O	
E		B	O		
	A	R		O	
	U	T		L	Y
U	N		B		E

Puzzle 84.

		I		L	E
R		A			N
D		B	R	I	
		N	T		L
N	O	T			N
	U		N	E	R

Puzzle 85.

	A	L		V	
U		O	P	I	
T		R			P
S		E	E		
S		C		A	L
C		S		O	M

Puzzle 86.

P				L	E
				K	U	P
		E	P	E	N
		W	E	A	T
		L		A		S
B		N	A	N	

Puzzle 87.

		S	C	U	E
M		T	T		N
		R	U	C	
K		N		L	
S	E	R			R
	E	T		U	

Puzzle 88.

		A		L	E
			E	E	M
C		E	O		
S		F	I	E
	A	G	U		
A		R	I		

Puzzle 89.

		S	T	E	R
Z			P	E	
W		D		S	
P	O	W			
L		V	E		Y
V	O		U		

Puzzle 90.

		I		T	E
P	E	P			R
	I		G	L	
B		S			E
	Q			A	L
F	U			E	L

Puzzle 91.

	I	A		M	
F		I		A	
		A	V		S
S	H			E	R
	U	R	S	E	
S	O	O		E	

Puzzle 92.

C	H	O		S	
	H	E			S
	C	E		I	C
F	I	E			
B		Y	E	R	
	U			R	Y

Puzzle 93.

A			U	A	
A	S		H	M	
M	I	S		S	
A	P			A	
I			O	R	
	O		G	H	

Puzzle 94.

C	H	R	I		
			S	I	N
B				E	L
N		C		L	
L		O	S	E	
R		B	B	E	

Puzzle 95.

F	A	S			R
C	O	N			Y
T		R	U		
B	A		B		E
E	Y	E			
Y	E	L			

Puzzle 96.

F		S	S	I	
D		C	T		
S		R		U	T
E		G	A		
V		Y		G	E
P	R				E

Puzzle 97.

	E			E	S
N			E		T
A	N	G			S
		N	N	E	R
	A	N	G		
		N	T	A	L

Puzzle 98.

		N		L	E
	I		I		G
P	A		L		T
	E	L		E	R
	E	C	R		
C	R	E		I	

Puzzle 99.

C	O				N
	O	C	K	E	
I	M		A		T
	I	P		L	
C	A		C		R
C	A			O	

Puzzle 100.

U	M	P	I		
A	P		L		
	C		O	O	
I			I	T	E
	U	F		L	E
	Q		A		L

Puzzle 101.

	P	O	K		N
A			M	I	
F		A	E	R	
B		O			C
	X	P		C	
			T	L	E

Puzzle 102.

S		L	E		
S	P	E	E		
N		R			L
	T		I	P	
W			I	N	
		T	I	N	

Puzzle 103.

	E		A	N	
R		N		E	
P		P			R
F	L			N	G
S	T	I	T		
D		G		U	T

Puzzle 104.

	A	N		N	
R	U	B			
		U	B	U	R
T		I	B		A
M	O	S		L	
	T		R	V	

Puzzle 105.

S	E	N			S
B	I	L		E	
		Z	A		D
		Z	Z	L	
E			B		E
I	N				E

Puzzle 106.

			C	A	S
	E	N	T		L
D		A	C	O	
	A		R	E	
	O			N	G
	C	H	O	S	

Puzzle 107.

		L	L	O	N
	R	I			N
F	L			C	H
N			E		Y
			I	V	E
D			I		E

Puzzle 108.

C				E	L
	A	S			R
B				N	A
C	R	A	Y		
S			S	O	N
	O	L	L		

Puzzle 109.

	O	O	K		D
G	A		H		
B			G	H	T
S	T	O	R		
A		U			D
S	O	R			

Puzzle 110.

O	M			E	
		R		A	D
	N		I	N	E
		G	I	T	
	L		N	G	E
R		S	T		

Puzzle 111.

	O	R	M	A	
H			D		R
M		L			Y
	R	O	L		S
C		T		O	
		R	R	O	

Puzzle 112.

	H	O	R	T	
T			S	I	S
	H	E			E
R		C	E		
		I	R		Y
L	Y		I		S

Puzzle 113.

O		I	E	N	
S		O		T	S
C	A		T		
I	G	N		T	
T			L	O	
B		O		E	

Puzzle 114.

M		L		E	T
W	A	R			
H		G	G	E	
	I	G	G		E
C			B		Y
	A	R		E	

Puzzle 115.

	A		A	E	
V		S	U	S	
	A			O	T
O	B			S	S
R		A		E	
S		N		T	E

Puzzle 116.

A	S		U	E	
A		V	E		T
F	A	M			E
	O			E	D
		T	U		N
V		Y	A		

Puzzle 117.

	V		N	L	
		P	E	C	
I			E	D	
	X		A	L	
R	U	L	I		
R		M	I		D

Puzzle 118.

S	U	B		U	
S	H	R			P
	O	K	E		
	L	A		E	
M	U	R			R
D	I			E	

Puzzle 119.

			D	L	E
	O	T	I		G
P	A	S	S		
	E	R		E	Y
S		E			C
	I		M		L

Puzzle 120.

		B	A	T	E
	E			E	R
A	F		E	C	
R		C			O
S	T	A	P		
		O	K		D

Puzzle 121.

W		N			R
C	R			T	
P		I	E		S
	K	E		C	H
P		S	H		
	U	N		E	R

Puzzle 122.

S			G	E	R
		P		A	L
	P	O		E	
P	E		N		T
	T	O	D		Y
	R	A		S	

Puzzle 123.

U			B	L	E
A	S		L		M
E	R			E	
R		B		I	T
	A	R			Y
S		R		N	

Puzzle 124.

L		W	Y		E
G			D	E	
	R		S		R
	I	L			R
	I	T		E	N
L	E			L	S

Puzzle 125.

J		G		A	
C	O	M	M		
J	Y		U	L	
C	O	Y	O		
C	H				B
			H	T	S

Puzzle 126.

	N			F	E
U			U	R	
			E	N	T
	I			U	E
H	I		C	U	
S	T			L	E

Puzzle 127.

N		G		T	S
R	U			L	
		R	A	T	
	U	R		O	
	O			E	L
P		I		R	S

Puzzle 128.

M	A	R		O	
			C	E	S
		D		O	S
P	A		D		
	F	F		A	Y
	I	G	H	T	

Puzzle 129.

S		B		A	
S		Y	M	I	
		A	H		M
R	E		R		T
		V	I		E
R			U	T	E

Puzzle 130.

		S		H	E
		X		T	I	C
J				E	Y
	A		E	N	T
	R			P	T
F	O		G		T

Puzzle 131.

		O	I	C	
S			W	E	R
	H	O	T		S
	U	R	S	U	
H			D	E	
A		J		I	

Puzzle 132.

U		L	I	K	
I			D	I	
	A	R			G
	E	Y	O	N	
		P	P	L	Y
A	C	T			

Puzzle 133.

	O	A		E	S
	O			A	L
Y			T	H	S
	U	N	D		
	A	N		E	D
M	A		T		

Puzzle 134.

	U	T	T		N
W	I		N	E	
P		L			E
S	P		D		
	C	A	L		
R	E	V	I		

Puzzle 135.

	P	I		A	L
T				S	T
	T	O			C
F		O	W		
B			E	L	
E		S		E	R

Puzzle 136.

		E		C	H
		O	O	D	Y
		U		O	N
F	L	U			
C		L	L		R
K			N	E	L

Puzzle 137.

		T	T		N
		A	N	K	
			N	N	Y
		N	D	O	M
T			U	G	H
	S		B	L	

Puzzle 138.

	O	B	B		R
		R		L	E
R	A		I		M
L	O	O			
F			M	E	
	O	M	M	I	

Puzzle 139.

S	K		N		Y
	C		E	S	
C	A	N			Y
H	E				H
E	R	A	S		
V	E			E	

Puzzle 140.

	N			O	R
			I	T	E	D
		S		R	T
	I	S	U	S	
E		P		R	T
		A	N	G	

Puzzle 141.

		U	N	C	
S	A		I		
C		R			D
E	N	D			G
J		W			H
S	M			T	

Puzzle 142.

	U	G	O		T
D		T	A		N
B	U		H		
		D		U	S
	E	M		R	K
C				G	E

Puzzle 143.

			O	R	T
I	N			E	
	D	R			T
	R	E	A	S	
	L	O			H
B	R	E	E		

Puzzle 144.

O		T		I	
O	B		E	S	
		L	E		T
N			I	C	E
D			D		E
	I	A	N	C	

Puzzle 145.

	I	G	G		R
		S	H	E	L
	Y		B	O	
Y		P			E
D		N	G	E	
		L	L		R

Puzzle 146.

U	N	P		C	
S	P	O			
H		L	D	E	
A	C		O		S
	O	O		A	
R	E			L	

Puzzle 147.

S		E	T	C	
A			L	E	
	A	I	V	E	
V			D	O	R
L	A		R		
	A			E	R

Puzzle 148.

S			T	I	
G	E				E
B	O	X		N	
O	C		U		
G		A	H		A
B	R		T		

Puzzle 149.

F	A				S
A	S		E	R	
	U	D	E		
S	A	C		R	
	I	P		D	
P	R	E	S		

Puzzle 150.

T		A		E	D
	E		T	L	
R	E			V	E
P	U			I	
	T	A	P		E
	E	D	U		

Puzzle 151.

M	I	S			Y
K		T		L	E
L	E			E	D
		A		E	R
	C	H	O		
H	O			O	

Puzzle 152.

		I	M	A	L
	F	F		N	
R	E			L	
B	L		O		Y
	E	T	U	R	
	P	W		N	

Puzzle 153.

A			M		N
S	P				E
	R			A	N
W		E		L	S
P		E	P		Y
	I		K	E	L

Puzzle 154.

C		R		E	D
S	U				Y
	O		I	F	
	O		E		T
F	O	N			E
	E		L	A	Y

Puzzle 155.

	I			I	C
P		R	I		
R		M		S	
R		B	B		E
U	S			L	E
B	E				E

Puzzle 156.

C		R	N	E	
	A	M	I		
		N		N	T
M	U			E	R
		G		L	S
G	I		G	L	

Puzzle 157.

O	C		U		Y
T			P	O	D
	R	I		L	
D		N		E	
S	T			I	N
M		D		R	

Puzzle 158.

T	R	I			
	H		N		Y
		R	O		N
A	U		O		A
	I	S	O	W	
H	E	L	L		

Puzzle 159.

P	E				D
H	I		I	N	
			O	M	E
T	I	N		E	
	I			E	L
	E	S		N	D

Puzzle 160.

F	O	R			
L	E			S	O
	H	R	I	M	
B	E				R
	A	T	T		O
	A	N		E	

COLORING IMAGE

COLOR THE LETTERS & WHITE AREAS WITH YOUR OWN CHOICE OF COLORS

HORSE & CARRIAGE

COLORING IMAGE

COLOR THE LETTERS & WHITE AREAS WITH YOUR OWN CHOICE OF COLORS

YIELD RIGHT OF WAY TO TANKS

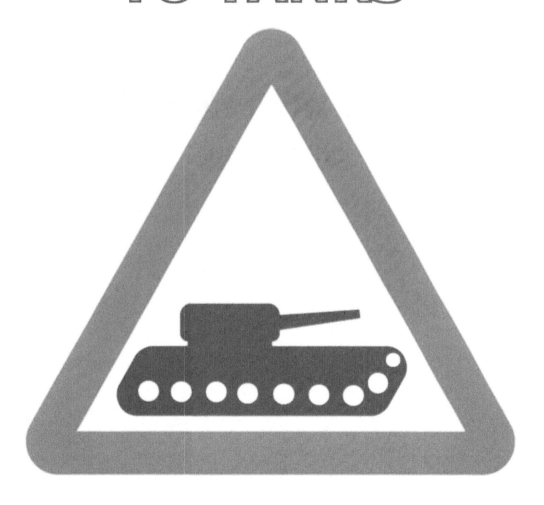

6x6 DIAGONAL WORD SQUARE PUZZLE SOLUTIONS

6x6 DIAGONAL WORD SQUARE PUZZLE SOLUTIONS

Answer 1.

A	N	Y	H	O	W
B	R	U	I	S	E
B	I	G	G	E	R
T	H	R	U	S	H
F	I	L	T	E	R
R	U	I	N	E	D

Answer 2.

B	O	R	I	N	G
M	I	N	U	T	E
H	I	C	C	U	P
J	A	C	K	E	T
B	U	C	K	E	T
C	L	O	S	E	R

Answer 3.

M	U	S	E	U	M
D	E	B	A	T	E
I	G	N	O	R	E
C	A	P	T	O	R
R	E	N	T	A	L
G	E	R	B	I	L

Answer 4.

R	E	T	U	R	N
R	E	S	E	N	D
S	E	A	R	C	H
K	I	S	S	E	S
M	E	A	D	O	W
C	I	T	R	O	N

Answer 5.

R	U	L	I	N	G
W	I	N	T	E	R
M	O	P	P	E	D
C	H	A	P	E	L
M	Y	S	E	L	F
A	D	V	I	C	E

Answer 6.

L	I	T	T	L	E
W	I	D	E	S	T
M	I	S	C	U	E
O	Y	S	T	E	R
L	E	A	V	E	N
W	E	A	K	E	N

Answer 7.

P	E	N	C	I	L
T	A	K	I	N	G
P	U	T	R	I	D
P	I	E	R	C	E
B	E	A	C	O	N
M	A	N	U	A	L

Answer 8.

C	O	U	N	T	Y
P	A	S	S	E	S
A	S	S	I	S	T
K	N	O	T	T	Y
D	A	Z	Z	L	E
E	N	D	U	R	E

Answer 9.

S	H	A	K	E	N
S	T	R	O	K	E
Q	W	E	R	T	Y
S	P	R	A	W	L
B	L	O	N	D	E
C	H	I	L	L	Y

Answer 10.

V	I	R	T	U	E
T	E	A	P	O	T
M	U	R	M	U	R
D	U	R	I	N	G
P	U	R	I	F	Y
T	W	E	N	T	Y

Answer 11.

S	T	A	T	E	D
S	T	R	E	E	T
T	A	I	L	O	R
H	A	N	G	A	R
B	E	C	A	M	E
C	A	M	E	R	A

Answer 12.

E	X	P	E	N	D
E	X	C	E	P	T
P	A	C	I	F	Y
F	R	E	E	L	Y
P	O	S	T	E	R
F	O	R	B	I	D

Answer 13.

C	R	A	N	K	Y
M	O	T	I	V	E
B	U	M	B	L	E
C	L	I	M	A	X
C	U	C	K	O	O
P	L	U	G	I	N

Answer 14.

G	R	O	C	E	R
S	L	I	G	H	T
B	I	O	N	I	C
S	T	R	O	L	L
R	E	N	A	M	E
T	U	R	K	E	Y

Answer 15.

B	O	O	K	E	D
K	E	T	T	L	E
T	H	R	O	E	S
H	U	M	A	N	E
Q	W	E	R	T	Y
C	L	O	T	H	E

Answer 16.

M	A	R	G	I	N
R	A	C	I	N	G
W	O	N	D	E	R
S	T	E	A	D	Y
O	R	A	N	G	E
K	I	N	D	L	E

Answer 17.

L	U	N	G	E	D
C	A	N	N	O	N
S	U	D	D	E	N
F	E	U	D	A	L
F	R	O	Z	E	N
S	E	N	I	O	R

Answer 18.

V	E	R	I	F	Y
D	E	V	O	U	R
B	A	L	L	E	T
D	R	I	V	E	N
S	O	C	K	E	T
D	E	P	O	R	T

Answer 19.

H	A	Z	I	E	R
F	O	S	S	I	L
R	U	S	S	E	T
R	U	S	T	I	C
P	U	S	H	E	S
S	O	C	I	A	L

Answer 20.

S	E	C	O	N	D
S	T	R	E	S	S
M	A	I	D	E	N
B	I	T	T	E	R
E	F	F	E	C	T
Z	E	N	I	T	H

Answer 21.

A	U	R	O	R	A
S	L	E	I	G	H
P	A	L	T	R	Y
S	H	R	I	N	K
K	E	N	N	E	L
L	I	Z	A	R	D

Answer 22.

S	T	A	T	I	C
U	T	O	P	I	A
C	R	A	D	L	E
F	A	S	T	E	R
B	E	T	T	E	R
A	L	M	O	N	D

Answer 23.

B	O	I	L	E	D
F	E	N	N	E	L
S	P	L	E	E	N
O	P	P	O	S	E
F	A	M	I	N	E
M	A	K	I	N	G

Answer 24.

E	M	E	R	G	E
C	A	N	N	O	T
E	N	G	A	G	E
C	A	L	L	E	D
T	R	A	D	E	R
W	I	D	E	S	T

Answer 25.

O	T	H	E	R	S
C	L	I	E	N	T
H	I	D	I	N	G
M	O	D	E	L	S
R	A	C	I	S	M
I	C	I	E	S	T

Answer 26.

A	S	S	E	R	T
I	C	I	E	S	T
H	O	C	K	E	Y
D	E	T	E	C	T
S	L	E	E	P	Y
E	S	C	O	R	T

Answer 27.

R	E	S	I	S	T
D	E	M	E	A	N
R	U	F	F	L	E
L	I	Q	U	O	R
S	L	E	U	T	H
P	E	T	I	T	E

Answer 28.

E	F	F	O	R	T
S	M	I	L	E	Y
A	P	P	E	A	R
L	A	D	I	E	S
S	A	T	U	R	N
R	E	V	I	V	E

Answer 29.

F	E	M	A	L	E
P	L	E	N	T	Y
T	R	O	J	A	N
S	I	M	P	L	E
E	X	C	E	P	T
M	O	N	K	E	Y

Answer 30.

R	E	P	O	R	T
T	E	M	P	E	R
B	E	C	O	M	E
C	O	M	I	N	G
S	M	O	O	T	H
T	H	R	I	V	E

Answer 31.

O	B	T	A	I	N
B	R	I	G	H	T
S	P	I	R	I	T
D	R	A	G	O	N
L	I	M	P	I	D
S	L	O	G	A	N

Answer 32.

E	C	H	O	E	S
S	Q	U	I	R	T
B	R	U	T	A	L
B	E	H	I	N	D
N	I	G	H	T	S
D	E	P	U	T	Y

Answer 33.

E	N	T	I	C	E
A	S	S	E	R	T
A	N	T	I	C	S
H	I	G	H	L	Y
H	I	D	D	E	N
M	I	S	T	E	R

Answer 34.

C	A	T	T	L	E
P	R	A	N	C	E
F	I	A	N	C	E
R	E	D	D	E	N
E	N	R	O	L	L
C	U	D	D	L	E

Answer 35.

R	A	G	G	E	D
R	E	P	E	A	T
E	X	P	O	S	E
T	A	L	L	O	W
H	O	O	R	A	Y
S	T	U	R	D	Y

Answer 36.

S	H	A	P	E	D
F	L	U	R	R	Y
C	H	E	R	R	Y
C	A	R	I	N	G
F	L	A	N	G	E
T	H	R	U	S	H

Answer 37.

R	E	P	A	I	R
T	E	L	L	E	R
R	U	F	F	L	E
A	L	M	O	S	T
W	I	G	G	L	E
R	E	F	U	N	D

Answer 38.

T	O	W	E	L	S
S	H	E	L	L	S
T	U	R	K	E	Y
I	N	S	U	L	T
O	P	P	O	S	E
F	I	N	I	S	H

Answer 39.

B	R	U	N	C	H
S	O	C	I	A	L
T	H	R	I	F	T
P	U	R	I	T	Y
T	U	N	I	N	G
D	I	N	I	N	G

Answer 40.

R	E	V	E	A	L
F	A	U	C	E	T
R	E	B	A	T	E
C	O	W	B	O	Y
P	E	O	P	L	E
P	H	R	A	S	E

Answer 41.

D	E	S	E	R	T
Y	E	L	L	E	R
B	A	B	I	E	S
P	I	S	T	I	L
L	A	P	T	O	P
F	A	T	H	E	R

Answer 42.

G	R	A	H	A	M
J	U	M	P	E	D
T	R	I	C	K	Y
T	E	L	L	E	R
I	G	N	I	T	E
P	A	N	T	R	Y

Answer 43.

N	A	T	I	V	E
D	A	T	I	N	G
I	N	T	E	N	D
M	O	V	I	N	G
F	L	A	V	O	R
A	D	J	O	I	N

Answer 44.

E	N	G	I	N	E
I	N	S	U	R	E
S	O	L	E	M	N
D	O	T	I	N	G
U	N	L	E	S	S
V	A	C	A	N	T

Answer 45.

A	D	M	I	R	E
A	S	T	H	M	A
R	E	S	O	R	T
C	U	T	E	L	Y
A	C	C	U	S	E
L	O	A	V	E	S

Answer 46.

K	N	I	V	E	S
M	E	R	E	L	Y
W	I	N	T	E	R
T	H	A	N	K	S
F	O	R	G	E	T
U	N	R	O	L	L

Answer 47.

A	N	Y	H	O	W
C	L	I	F	F	S
S	P	L	E	E	N
E	A	T	I	N	G
T	E	M	P	E	R
A	R	G	U	E	D

Answer 48.

S	E	N	S	E	S
A	T	T	A	C	H
B	A	R	R	E	L
S	M	O	O	T	H
C	O	B	B	L	E
S	H	R	I	L	L

Answer 49.

I	M	P	A	C	T
A	G	R	E	E	D
W	I	N	D	O	W
R	E	L	I	E	D
T	O	M	A	T	O
G	E	N	T	L	E

Answer 50.

T	U	R	K	E	Y
A	R	T	I	S	T
B	R	I	D	G	E
P	R	O	P	E	L
S	E	R	M	O	N
R	E	S	E	N	D

Answer 51.

S	T	R	I	K	E
U	T	O	P	I	A
T	H	U	M	P	S
E	R	U	P	T	S
M	E	T	R	I	C
A	F	R	A	I	D

Answer 52.

S	E	N	I	O	R
A	P	O	G	E	E
Q	U	O	R	U	M
O	P	E	N	E	R
D	R	E	D	G	E
B	E	C	O	M	E

Answer 53.

P	A	T	E	N	T
W	I	S	D	O	M
U	N	L	O	C	K
T	A	L	L	O	W
B	E	T	R	A	Y
H	A	R	D	E	R

Answer 54.

B	A	S	K	E	T
R	O	T	U	N	D
E	X	T	E	N	T
S	O	F	T	L	Y
P	H	O	T	O	S
R	A	N	D	O	M

Answer 55.

R	A	G	G	E	D
M	E	D	D	L	E
L	O	G	G	E	R
S	Q	U	A	R	E
S	P	I	R	I	T
R	O	T	T	E	N

Answer 56.

M	E	D	I	U	M
D	I	S	A	R	M
M	I	D	W	A	Y
M	E	N	A	C	E
A	R	M	P	I	T
S	P	I	D	E	R

Answer 57.

J	U	S	T	L	Y
M	O	N	K	E	Y
C	O	Y	O	T	E
P	R	E	F	I	X
C	H	E	R	U	B
S	H	R	I	L	L

Answer 58.

A	C	T	I	O	N
S	T	R	E	S	S
E	S	T	A	T	E
G	E	N	I	U	S
H	U	N	G	R	Y
D	E	B	A	T	E

Answer 59.

P	I	E	R	C	E
B	R	E	A	T	H
F	L	O	W	E	R
M	A	M	M	A	L
C	A	N	O	P	Y
R	E	B	O	O	T

Answer 60.

G	R	E	E	D	Y
F	R	I	D	G	E
G	R	O	U	N	D
C	L	O	V	E	R
S	T	A	T	E	S
F	O	R	M	A	L

Answer 61.

G	A	R	L	I	C
P	U	T	T	E	R
C	O	L	L	A	R
T	O	I	L	E	T
N	U	M	B	E	R
R	U	N	W	A	Y

Answer 62.

P	O	R	T	E	R
L	A	G	O	O	N
H	E	L	E	N	A
S	M	I	L	E	D
W	E	B	B	E	D
I	N	S	U	L	T

Answer 63.

P	L	U	N	G	E
A	U	R	O	R	A
Z	I	P	P	E	R
A	R	M	P	I	T
G	O	L	D	E	N
S	O	U	G	H	T

Answer 64.

P	U	Z	Z	L	E
T	U	R	N	E	D
F	A	S	T	E	R
A	N	Y	H	O	W
L	I	S	T	E	N
O	F	F	E	N	D

Answer 65.

V	I	E	W	E	R
R	I	S	I	N	G
A	N	C	H	O	R
C	O	T	T	O	N
G	A	R	L	I	C
D	I	S	A	R	M

Answer 66.

B	O	T	H	E	R
S	O	U	G	H	T
S	H	O	U	L	D
C	O	O	K	I	E
H	E	A	V	E	N
A	F	F	O	R	D

Answer 67.

Y	A	N	K	E	D
N	E	A	R	B	Y
B	E	A	K	E	R
R	E	A	S	O	N
S	A	N	I	T	Y
L	I	M	I	T	S

Answer 68.

S	C	A	R	C	E
S	T	I	C	K	Y
S	T	R	E	S	S
B	E	A	U	T	Y
N	O	T	I	C	E
U	N	P	A	C	K

Answer 69.

W	A	R	M	E	R
C	H	A	I	S	E
G	R	E	A	S	E
F	R	E	E	L	Y
B	A	T	T	L	E
L	I	M	I	T	S

Answer 70.

F	A	B	R	I	C
S	E	P	T	I	C
F	U	N	N	E	L
U	R	A	N	U	S
L	I	M	B	E	R
P	O	R	T	A	L

Answer 71.

I	N	S	U	L	T
K	N	I	V	E	S
L	I	V	I	N	G
L	O	N	E	L	Y
M	O	M	E	N	T
P	R	O	M	P	T

Answer 72.

G	R	O	U	N	D
P	L	A	C	E	S
G	L	O	O	M	Y
R	A	B	B	I	T
R	E	V	E	A	L
S	E	X	U	A	L

Answer 73.

S	K	A	T	E	S
T	Y	P	I	F	Y
A	U	S	T	I	N
R	O	U	T	E	R
P	O	S	T	E	R
G	R	A	H	A	M

Answer 74.

M	I	T	T	E	N
B	Y	P	A	S	S
W	A	S	H	E	R
F	L	E	E	C	E
C	O	S	T	L	Y
B	E	L	I	E	F

Answer 75.

D	A	I	N	T	Y
B	E	L	O	N	G
S	O	C	I	A	L
H	E	L	I	U	M
T	U	X	E	D	O
J	U	N	G	L	E

Answer 76.

F	O	U	G	H	T
C	I	N	E	M	A
J	U	N	K	E	T
G	O	O	G	L	E
V	I	E	W	E	R
D	E	T	O	U	R

Answer 77.

D	E	T	A	I	N
B	R	O	K	E	R
R	U	I	N	E	D
S	A	F	E	T	Y
S	Q	U	A	S	H
I	C	I	E	S	T

Answer 78.

P	L	A	N	E	S
N	A	C	H	O	S
M	I	S	C	U	E
S	W	I	T	C	H
V	E	L	V	E	T
S	H	R	I	L	L

Answer 79.

S	P	I	R	I	T
S	H	E	E	T	S
E	X	E	M	P	T
B	O	I	L	E	R
E	D	I	B	L	E
D	A	N	C	E	S

Answer 80.

N	A	T	I	V	E
B	E	M	O	A	N
T	E	A	P	O	T
S	T	O	R	M	Y
S	H	A	B	B	Y
S	U	R	V	E	Y

Answer 81.

E	A	R	N	E	D
I	N	D	E	N	T
P	A	T	I	O	S
R	E	V	I	E	W
I	M	P	O	R	T
O	N	L	I	N	E

Answer 82.

H	U	D	D	L	E
F	E	N	D	E	R
S	O	L	E	M	N
A	R	R	E	S	T
I	N	T	E	N	D
C	I	N	E	M	A

Answer 83.

G	U	I	T	A	R
C	O	M	M	O	N
E	M	B	O	D	Y
C	A	R	B	O	N
C	U	T	E	L	Y
U	N	A	B	L	E

Answer 84.

D	I	M	P	L	E
R	E	A	S	O	N
D	E	B	R	I	S
L	I	N	T	E	L
N	O	T	I	O	N
R	U	N	N	E	R

Answer 85.

S	A	L	I	V	A
U	T	O	P	I	A
T	U	R	N	I	P
S	H	E	E	T	S
S	O	C	I	A	L
C	U	S	T	O	M

Answer 86.

P	O	L	L	E	N
M	A	R	K	U	P
D	E	P	E	N	D
S	W	E	A	T	Y
A	L	W	A	Y	S
B	A	N	A	N	A

Answer 87.

M	I	S	C	U	E
M	U	T	T	O	N
S	P	R	U	C	E
K	I	N	D	L	Y
S	E	R	V	E	R
D	E	T	O	U	R

Answer 88.

U	N	A	B	L	E
E	S	T	E	E	M
C	R	E	O	L	E
S	E	L	F	I	E
L	E	A	G	U	E
A	E	R	I	A	L

6x6 DIAGONAL WORD SQUARE PUZZLE SOLUTIONS

Answer 89.

F	A	S	T	E	R
Z	I	P	P	E	R
W	I	D	E	S	T
P	O	W	D	E	R
L	O	V	E	L	Y
V	O	L	U	M	E

Answer 90.

M	I	T	T	E	N
P	E	P	P	E	R
J	I	N	G	L	E
B	U	S	T	L	E
S	Q	U	E	A	L
F	U	N	N	E	L

Answer 91.

D	I	S	A	R	M
F	R	I	D	A	Y
L	O	A	V	E	S
S	H	O	W	E	R
N	U	R	S	E	S
S	O	O	N	E	R

Answer 92.

C	H	O	O	S	E
W	H	E	E	L	S
S	C	E	N	I	C
F	I	E	R	C	E
B	U	Y	E	R	S
Q	U	A	R	R	Y

Answer 93.

A	C	T	U	A	L
A	S	T	H	M	A
M	I	S	U	S	E
A	P	P	E	A	R
I	N	F	O	R	M
B	O	U	G	H	T

Answer 94.

C	H	R	I	S	T
R	A	I	S	I	N
B	A	R	R	E	L
N	I	C	E	L	Y
L	O	O	S	E	N
R	O	B	B	E	R

Answer 95.

F	A	S	T	E	R
C	O	N	V	O	Y
T	H	R	U	S	T
B	A	B	B	L	E
E	Y	E	L	I	D
Y	E	L	P	E	D

Answer 96.

F	O	S	S	I	L
D	O	C	T	O	R
S	P	R	O	U	T
E	N	G	A	G	E
V	O	Y	A	G	E
P	R	A	N	C	E

Answer 97.

S	E	N	S	E	S
N	I	C	E	S	T
A	N	G	E	L	S
B	A	N	N	E	R
H	A	N	G	A	R
R	E	N	T	A	L

Answer 98.

F	O	N	D	L	E
L	I	V	I	N	G
P	A	L	L	E	T
Y	E	L	L	E	R
D	E	C	R	E	E
C	R	E	D	I	T

Answer 99.

C	O	F	F	I	N
L	O	C	K	E	R
I	M	P	A	C	T
R	I	P	P	L	E
C	A	N	C	E	R
C	A	P	T	O	R

Answer 100.

U	M	P	I	R	E
A	P	P	L	E	S
S	C	H	O	O	L
I	G	N	I	T	E
R	U	F	F	L	E
S	Q	U	A	L	L

6x6 DIAGONAL WORD SQUARE PUZZLE SOLUTIONS

Answer 101.

S	P	O	K	E	N
A	T	O	M	I	C
F	R	A	M	E	R
B	I	O	N	I	C
E	X	P	E	C	T
B	A	T	T	L	E

Answer 102.

S	E	L	E	C	T
S	P	E	E	D	Y
N	O	R	M	A	L
S	T	R	I	P	E
W	A	X	I	N	G
D	O	T	I	N	G

Answer 103.

D	E	M	A	N	D
R	E	N	T	E	D
P	E	P	P	E	R
F	L	Y	I	N	G
S	T	I	T	C	H
D	U	G	O	U	T

Answer 104.

B	A	N	A	N	A
R	U	B	B	L	E
S	U	B	U	R	B
T	R	I	B	A	L
M	O	S	T	L	Y
S	T	A	R	V	E

Answer 105.

S	E	N	S	E	S
B	I	L	L	E	T
L	I	Z	A	R	D
D	A	Z	Z	L	E
E	N	A	B	L	E
I	N	V	A	D	E

Answer 106.

Y	U	C	C	A	S
D	E	N	T	A	L
D	E	A	C	O	N
H	A	T	R	E	D
J	O	K	I	N	G
N	A	C	H	O	S

Answer 107.

G	A	L	L	O	N
O	R	I	G	I	N
F	L	I	N	C	H
N	I	N	E	T	Y
M	O	T	I	V	E
D	E	F	I	N	E

Answer 108.

C	A	N	C	E	L
E	A	S	T	E	R
B	A	N	A	N	A
C	R	A	Y	O	N
S	E	A	S	O	N
P	O	L	L	E	N

Answer 109.

L	O	O	K	E	D
G	A	T	H	E	R
B	O	U	G	H	T
S	T	O	R	M	Y
A	M	U	S	E	D
S	O	R	R	E	L

Answer 110.

O	M	E	L	E	T
A	B	R	O	A	D
O	N	L	I	N	E
D	I	G	I	T	S
P	L	U	N	G	E
R	U	S	T	L	E

Answer 111.

F	O	R	M	A	L
H	O	L	D	E	R
M	E	L	O	D	Y
T	R	O	L	L	S
C	O	T	T	O	N
N	A	R	R	O	W

Answer 112.

S	H	O	R	T	S
T	H	E	S	I	S
W	H	E	E	Z	E
R	E	C	E	S	S
T	H	I	R	T	Y
L	Y	R	I	C	S

Answer 113.

O	R	I	E	N	T
S	P	O	R	T	S
C	A	T	T	L	E
I	G	N	I	T	E
T	A	L	L	O	W
B	R	O	K	E	N

Answer 114.

M	I	L	L	E	T
W	A	R	M	T	H
H	U	G	G	E	D
G	I	G	G	L	E
C	O	W	B	O	Y
T	A	R	G	E	T

Answer 115.

D	A	M	A	G	E
V	E	R	S	U	S
B	A	L	L	O	T
O	B	S	E	S	S
R	O	T	A	T	E
S	E	N	A	T	E

Answer 116.

A	S	S	U	M	E
A	D	V	E	N	T
F	A	M	I	N	E
C	O	P	I	E	D
S	A	T	U	R	N
V	O	Y	A	G	E

Answer 117.

E	V	E	N	L	Y
E	X	P	E	C	T
I	M	P	E	D	E
E	X	H	A	L	E
R	U	L	I	N	G
R	E	M	I	N	D

Answer 118.

S	U	B	D	U	E
S	H	R	I	M	P
B	R	O	K	E	N
F	L	A	W	E	D
M	U	R	D	E	R
D	I	F	F	E	R

Answer 119.

F	O	N	D	L	E
D	O	T	I	N	G
P	A	S	S	E	S
J	E	R	S	E	Y
S	C	E	N	I	C
D	I	S	M	A	L

Answer 120.

R	E	B	A	T	E
Y	E	L	P	E	R
A	F	F	E	C	T
R	O	C	O	C	O
S	T	A	P	L	E
L	O	O	K	E	D

Answer 121.

W	A	N	D	E	R
C	R	E	A	T	E
P	L	I	E	R	S
S	K	E	T	C	H
P	U	S	H	E	D
B	U	N	K	E	R

Answer 122.

S	I	N	G	E	R
A	P	P	E	A	L
A	P	O	G	E	E
P	E	A	N	U	T
S	T	O	D	G	Y
B	R	A	I	S	E

Answer 123.

U	N	A	B	L	E
A	S	Y	L	U	M
E	R	A	S	E	R
R	A	B	B	I	T
B	A	R	E	L	Y
S	H	R	I	N	E

Answer 124.

L	A	W	Y	E	R
G	O	L	D	E	N
E	R	A	S	E	R
S	I	L	V	E	R
B	I	T	T	E	N
L	E	V	E	L	S

Answer 125.

J	A	G	U	A	R
C	O	M	M	O	N
J	O	Y	F	U	L
C	O	Y	O	T	E
C	H	E	R	U	B
Y	A	C	H	T	S

Answer 126.

U	N	S	A	F	E
U	N	S	U	R	E
C	L	I	E	N	T
C	I	R	Q	U	E
H	I	C	C	U	P
S	T	A	P	L	E

Answer 127.

N	I	G	H	T	S
R	U	B	B	L	E
B	E	R	A	T	E
C	U	R	S	O	R
S	O	R	R	E	L
P	L	I	E	R	S

Answer 128.

M	A	R	R	O	W
N	I	E	C	E	S
V	I	D	E	O	S
P	A	R	D	O	N
A	F	F	R	A	Y
M	I	G	H	T	Y

Answer 129.

S	U	B	W	A	Y
S	T	Y	M	I	E
G	R	A	H	A	M
R	E	G	R	E	T
R	E	V	I	V	E
R	E	F	U	T	E

Answer 130.

E	S	T	H	E	R
E	X	O	T	I	C
J	O	C	K	E	Y
P	A	T	E	N	T
P	R	O	M	P	T
F	O	R	G	E	T

Answer 131.

C	H	O	I	C	E
S	H	O	W	E	R
P	H	O	T	O	S
P	U	R	S	U	E
H	A	R	D	E	N
A	D	J	O	I	N

Answer 132.

U	N	L	I	K	E
I	N	D	I	A	N
D	A	R	I	N	G
B	E	Y	O	N	D
S	U	P	P	L	Y
A	C	T	U	A	L

Answer 133.

L	O	A	V	E	S
S	O	C	I	A	L
Y	O	U	T	H	S
S	U	N	D	A	Y
B	A	N	N	E	D
M	A	S	T	E	R

Answer 134.

M	U	T	T	O	N
W	I	N	N	E	R
P	O	L	L	E	N
S	P	I	D	E	R
S	C	A	L	E	S
R	E	V	I	E	W

Answer 135.

S	P	I	R	A	L
T	H	R	U	S	T
A	T	O	M	I	C
F	L	O	W	E	R
B	A	R	R	E	L
E	A	S	I	E	R

Answer 136.

P	R	E	A	C	H
B	L	O	O	D	Y
C	O	U	P	O	N
F	L	U	R	R	Y
C	O	L	L	A	R
K	E	N	N	E	L

Answer 137.

B	U	T	T	O	N
C	R	A	N	K	Y
S	K	I	N	N	Y
R	A	N	D	O	M
T	H	O	U	G	H
U	S	A	B	L	E

Answer 138.

R	O	B	B	E	R
M	A	R	B	L	E
R	A	C	I	S	M
L	O	O	K	E	D
F	A	R	M	E	R
C	O	M	M	I	T

Answer 139.

S	K	I	N	N	Y
I	C	I	E	S	T
C	R	A	N	K	Y
H	E	A	L	T	H
E	R	A	S	E	R
V	E	T	O	E	S

Answer 140.

I	N	D	O	O	R
U	N	I	T	E	D
R	E	S	O	R	T
D	I	S	U	S	E
E	X	P	O	R	T
F	L	A	N	G	E

Answer 141.

P	O	U	N	C	E
S	A	L	I	V	A
C	U	R	V	E	D
E	N	D	I	N	G
J	E	W	I	S	H
S	M	O	O	T	H

Answer 142.

D	U	G	O	U	T
D	E	T	A	I	N
B	U	S	H	E	S
R	A	D	I	U	S
R	E	M	A	R	K
C	H	A	N	G	E

Answer 143.

E	F	F	O	R	T
I	N	C	H	E	S
A	D	R	I	F	T
C	R	E	A	S	E
P	L	O	U	G	H
B	R	E	E	Z	E

Answer 144.

O	B	T	A	I	N
O	B	S	E	S	S
T	A	L	E	N	T
N	O	T	I	C	E
D	R	E	D	G	E
F	I	A	N	C	E

Answer 145.

B	I	G	G	E	R
B	U	S	H	E	L
S	Y	M	B	O	L
Y	I	P	P	E	E
D	A	N	G	E	R
R	O	L	L	E	R

Answer 146.

U	N	P	A	C	K
S	P	O	O	K	Y
H	O	L	D	E	R
A	C	R	O	S	S
H	O	O	R	A	Y
R	E	F	O	L	D

Answer 147.

S	K	E	T	C	H
A	P	P	L	E	S
W	A	I	V	E	R
V	E	N	D	O	R
L	A	U	R	E	L
C	A	N	C	E	R

Answer 148.

S	T	A	T	I	C
G	E	N	T	L	E
B	O	X	I	N	G
O	C	C	U	P	Y
G	R	A	H	A	M
B	R	U	T	A	L

Answer 149.

F	A	M	O	U	S
F	A	S	T	E	R
L	O	U	D	E	R
S	A	U	C	E	R
T	I	P	P	E	D
P	R	I	E	S	T

Answer 150.

T	R	A	C	E	D
B	E	E	T	L	E
R	E	M	O	V	E
P	U	L	P	I	T
S	T	A	P	L	E
D	E	D	U	C	E

Answer 151.

M	I	S	E	R	Y
K	E	T	T	L	E
L	E	A	S	E	D
R	E	A	D	E	R
S	C	H	O	O	L
H	O	L	L	O	W

Answer 152.

A	N	I	M	A	L
O	F	F	E	N	D
R	E	F	I	L	L
B	L	O	O	D	Y
R	E	T	U	R	N
U	P	W	I	N	D

Answer 153.

A	C	U	M	E	N
S	P	R	U	C	E
O	R	P	H	A	N
W	H	E	E	L	S
P	R	E	P	A	Y
N	I	C	K	E	L

Answer 154.

C	U	R	V	E	D
S	U	P	P	L	Y
N	O	T	I	F	Y
P	O	T	E	N	T
F	O	N	D	L	E
R	E	P	L	A	Y

Answer 155.

B	I	O	N	I	C
P	U	R	I	S	T
R	E	M	I	S	S
R	U	B	B	L	E
U	S	A	B	L	E
B	E	W	A	R	E

Answer 156.

C	O	R	N	E	T
F	A	M	I	N	E
T	E	N	A	N	T
M	U	R	D	E	R
B	A	G	E	L	S
G	I	G	G	L	E

Page 396

Answer 157.
```
O C C U P Y
T R I P O D
T R I A L S
D A N G E R
S T R A I N
M O D E R N
```

Answer 158.
```
T R I P O D
W H I N N Y
T H R O W N
A U R O R A
D I S O W N
S H E L L S
```

Answer 159.
```
P E E L E D
H I D I N G
I N C O M E
T I N K E R
L I N T E L
R E S E N D
```

Answer 160.
```
F O R A G E
L E S S O N
S H R I M P
B E A V E R
T A T T O O
M A N N E R
```

6x6 DIAGONAL WORD SQUARE PUZZLE SOLUTIONS

COLORING IMAGE

COLOR THE WHITE AREAS IN TRAFFIC SIGNS WITH YOUR OWN CHOICE OF COLORS

Drivers of
LARGE or SLOW
VEHICLES
must phone
and get permission
to cross

M 62

COLORING IMAGE

COLOR THE WHITE AREAS IN TRAFFIC SIGN WITH YOUR OWN CHOICE OF COLORS

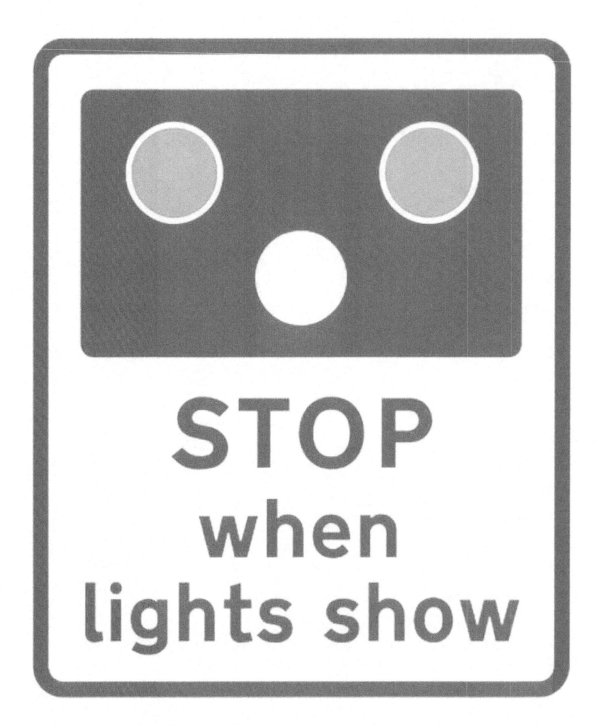

17x17 WORD SEARCH PUZZLES

INSTRUCTIONS:

Ready to have fun, live life to the fullest, get smarter and healthier, too? Simply find the words hidden in each 17x17 random letter grid. Words may be horizontal, vertical or diagonal, and are spelled both forward and backward. Circle each word you find in the matrix, then checkmark it on the list to track your progress. Once you've finished the puzzle, jot down the time it took to solve.

We hope you enjoy endless hours of word game fun.

How to Solve Word Search

Brain health benefits of word search puzzle solving

Your IQ may be 150 (brilliant thinker), but you will never know it if you don't exercise your brain. You may be operating your brain at the 110 IQ level (understand prices & discounts in a supermarket). Word search puzzle solving is one kind of cognitive therapy work out which is good for the brain. Word searches are fun & educational once you get the hang of how to solve them. They also bring a number of direct & indirect benefits you may not realize. Puzzle solving can play an important role in keeping you mentally fit for business, work, family and social life. Don't let anyone tell you that puzzles - word searches, word scrambles, diagonal word squares, missing letters, crosswords, Sudokus - are nothing more than mechanical amusement. Scientific studies have shown that word search puzzle solving can help improve short term memory, attention, pattern recognition, vocabulary, and overall mental sharpness.Solving word puzzles has immeasurable benefits in everyday life, and those benefits extend well beyond the following list.

Benefits of Solving Word Search Puzzles

- ➢ A fun way to keep you mentally active and fit

- ➢ Improved word power and vocabulary

- ➢ Effortless educational spelling exercise

- ➢ A great way to expand the vocabulary; learn words and spelling in English

➢ An enjoyable & challenging word game puzzle for people with dyslexia

➢ Apply puzzle solving methods to be used for real life problems

➢ Word search puzzle solving accentuate pattern recognition, a key cognitive function of the brain to create meaning, order & rules from often confusing data around us

➢ Enhanced pattern recognition skills are useful in driving an automobile, analyzing stock market data, dealing with information overload and many other areas of daily life

➢ Smartphone Charging Stations or expensive batteries are not required

➢ A fun activity which can be done by a couple or two family members to solve the word search puzzle together

➢ Group competition for fastest solution can be setup by duplicating a page or cutting out pages from the book for each person in the game

➢ Easy on the pocket, portable -airline travel, cruise ship, beach, camping, waiting room - entertainment

> ➤ Our brains reward us with a surge of dopamine (specialized brain cell - reward molecule) when we find a word which in turn will keep us motivated in other areas of our everyday lives

> ➤ The AARP, the Alzheimer's Association & American Parkinson Disease Association recommend that puzzle solving should be part of a brain healthy lifestyle

Strategy One: Scan in each row, column & diagonal

This method is well-organized and guarantees finding all words in the puzzle. You don't leave anything to chance; you cover each row, column & diagonal methodically. If a word list is not provided with the puzzle, this is the only method to find the words. You may use a finger, smart phone/smart tablet stylus pen, a retracted ball-point pen or the non-writing end of regular pen or pencil to help guide your search. You may also use a ruler to focus on the current row, column or diagonal. When you find a word, circle it or mark it with a highlighter pen. Also checkmark the word found on the provided word list if any. Here is the full scanning method:

> ➤ Start at the top row of the grid, and look from left to right in each row
> ➤ Do it again from the bottom right to top row, finding words placed backwards horizontally

➢ Start at the left column, and look from top to bottom in each column

➢ Do it again from the right column, finding words bottom to top placed backwards vertically

➢ Start looking for diagonally placed words from top left corner, first looking from top to bottom in each upper-left to lower-right diagonal, then bottom to top finding words placed backwards diagonally

➢ Finally go through looking for diagonally placed words in the same manner from top right corner, first looking from top to bottom in each top right to bottom left diagonal, then bottom to top finding words placed backwards diagonally

Strategy Two: Search word by word

You may enjoy the casual searching strategy more if you find the methodical grid scan above boring. The word by word search strategy however is typically slower than the full puzzle grid scan. You select a word from the list and scan the puzzle to find the word left to right, right to left, top down, down up, and on the diagonals forward and backward. Occasionally, you may get stuck and cannot find a word, then you can be methodical and start from top left of the puzzle grid and look for every occurrence of the first letter of that word in the grid, then move out from that letter in all directions – left, right, up, down, diagonally up & down (eight surrounding letters) - until you discover the letter that is part of that word.

Helpful word finds tips:

➢ Search for less-frequent letters in the English language, such as

W, Y, B, V, K, X, J, Q, or Z

➢ Search the puzzle grid for double letters in a list word, such as

LL, SS, EE, FF, OO, MM, TT, ZZ, NN, II, RR, DD, GG, or BB

➢ Start with the longer words, they are easier to spot

➢ Look for round & easy to spot letters, especially O, D, Q, U, X,

and Z

➢ If you don't find a word forward, try the reverse e.g. NODNOL

for LONDON

➢ Checkmark the words on the provided word list as you find them

This book has wide inner margins for easier readability. You may cut

out a page for convenient puzzle solving on a flat surface.

Have fun, get smarter, be successful and achieve your God-given IQ
potential!

17x17 WORD SEARCH PUZZLES

Word Search Puzzle 1.

ALLEGE	O	S	W	G	F	U	X	T	H	R	E	A	D	R	B	M	R
AMENDED	W	U	L	W	Q	W	S	R	Q	A	U	P	K	U	Z	C	S
BROTHER	G	C	D	X	X	Z	Y	A	M	E	N	D	E	D	A	D	N
BUMPKIN	G	L	I	Y	K	O	F	M	Y	S	J	H	S	L	W	H	R
CALLED	N	I	S	A	L	P	L	X	E	I	N	I	L	E	E	T	W
CIVILIZE	I	O	O	M	F	T	E	N	M	A	K	E	J	G	A	C	O
CLOSED	M	P	W	E	X	J	N	C	L	T	D	F	S	A	K	I	L
CRIBBAGE	A	S	N	G	B	F	L	E	B	H	H	P	P	B	E	V	E
DESPOIL	O	E	Z	E	N	G	O	G	G	O	P	J	R	B	R	I	T
DISOWN	R	D	U	L	I	G	R	R	N	M	S	E	K	I	L	L	T
GENTLY	F	R	R	L	K	C	Z	V	Y	E	C	Q	G	R	V	I	I
HOMEMADE	M	Z	Q	A	P	B	P	T	F	M	R	L	V	C	W	Z	N
LETTING	S	Y	S	P	M	N	Y	M	L	A	P	U	O	X	S	E	G
RECITED	A	R	I	Z	U	Z	M	V	H	D	W	N	O	S	O	Z	B
ROAMING	G	O	I	S	B	Q	D	N	W	E	G	F	Q	K	E	N	S
THREAD	D	V	Z	A	R	E	E	R	E	C	I	T	E	D	P	D	O
WEAKER	A	R	E	H	T	O	R	B	H	E	K	T	A	M	W	A	P

Word Search Puzzle 2.

ARGUING	M	R	E	B	M	I	T	S	F	O	U	R	T	E	E	N	W
ASTHMA	I	E	S	R	A	E	H	E	R	L	S	J	O	Z	V	A	Q
BRUNCH	C	A	A	Z	F	P	B	C	Z	Q	Y	K	B	P	B	I	U
CRINGE	R	R	Y	M	W	F	H	B	U	A	B	S	K	V	S	I	A
DELIVERY	Q	G	K	W	H	S	S	H	O	R	T	E	N	R	M	J	R
FOURTEEN	H	U	R	C	T	T	C	D	T	B	I	G	E	E	Y	V	T
GENIUS	P	I	O	Z	H	Q	S	G	M	R	D	N	R	P	R	Z	E
PROMPT	I	N	I	P	C	V	F	A	I	R	T	I	C	L	E	U	T
QUARTET	I	G	R	A	N	Q	J	F	E	A	F	R	D	I	V	X	V
REFILL	A	I	E	J	U	F	T	F	F	S	T	C	C	E	I	D	O
REHEARSE	O	W	P	I	R	I	I	G	A	C	U	W	Y	D	L	M	R
REPLIED	R	M	U	R	B	L	Q	U	B	C	O	I	R	E	E	Q	E
SHORTEN	K	Z	S	G	L	I	C	Z	K	G	A	J	N	I	D	G	H
SUPERIOR	O	R	W	J	C	E	E	A	M	V	X	V	O	E	S	F	C
TEACHER	P	H	F	N	J	C	P	R	O	M	P	T	A	K	G	M	A
TIMBER	Z	R	E	R	H	P	Z	E	N	I	T	H	V	V	F	H	E
ZENITH	V	X	M	P	A	B	F	R	B	L	R	N	L	H	F	G	T

Word Search Puzzle 3.

CANADIAN	X	A	Y	G	D	S	U	T	A	T	S	T	F	T	W	Z	Y
DERIDE	P	I	T	T	D	G	G	C	P	H	A	N	T	O	M	N	Y
DUCHESS	W	M	L	A	F	Z	S	D	V	K	N	O	J	G	A	K	R
GUILTY	C	X	I	M	D	K	I	Q	V	E	F	B	K	M	W	K	E
HEATING	O	K	U	D	U	Y	H	W	E	T	X	W	W	P	D	X	L
KEYBOARD	K	E	G	U	W	H	U	P	B	S	I	O	C	U	X	D	L
PHANTOM	T	C	N	W	D	W	G	V	X	S	N	N	L	T	N	U	E
PREPAY	S	A	H	S	D	E	F	R	E	S	T	I	A	R	T	C	T
PROPOSAL	I	N	V	O	U	K	A	S	O	S	J	V	S	I	E	H	O
PUTRID	S	A	V	N	S	E	V	A	S	S	Y	H	O	D	D	E	H
READER	E	D	R	A	O	B	Y	E	K	Y	R	Y	P	P	I	S	E
RESIST	R	I	K	R	L	L	I	S	B	A	V	O	O	T	R	S	A
SNOWMAN	F	A	N	E	B	F	Q	H	P	P	G	S	R	R	E	A	T
SORGHUM	Z	N	X	D	M	L	T	A	W	E	Q	L	P	R	D	R	I
STATUS	Z	Z	L	A	O	D	Q	V	Y	R	O	G	G	N	E	Z	N
TELLER	S	J	N	E	Z	A	J	W	V	P	J	N	A	G	B	T	G
TERROR	G	I	A	R	M	O	N	U	U	G	G	P	H	L	V	W	U

Word Search Puzzle 4.

BOTTLE	S	S	R	E	P	M	A	C	V	B	P	C	E	U	Q	Q	D
CAMPERS	Q	D	D	K	J	E	D	U	L	E	D	D	V	F	T	B	W
CANCEL	U	A	D	W	K	Y	R	E	S	P	E	C	T	V	O	E	P
CHECKERS	E	I	P	R	R	D	U	B	C	Y	U	Y	Z	T	G	J	N
DELUDE	T	Z	A	T	O	N	G	S	G	G	Z	A	T	Y	N	I	X
FISHING	O	N	D	B	V	W	U	E	E	S	H	L	Z	D	I	A	X
FORFEIT	M	C	G	G	M	D	S	M	W	H	E	U	C	F	T	I	D
NARROW	O	A	N	B	G	Z	V	S	Q	N	X	Q	U	G	I	I	E
PASSWORD	R	N	I	K	I	H	O	I	A	W	T	M	E	N	A	C	T
PROMOTE	P	C	T	Y	N	Y	G	K	Y	P	C	D	R	I	W	I	I
RESPECT	M	E	O	U	I	B	W	V	O	W	T	C	E	H	F	A	S
STITCH	A	L	V	I	H	B	K	A	Z	E	S	I	S	S	N	Q	I
TRENTON	S	R	E	K	C	E	H	C	L	U	X	S	E	I	W	M	V
VISITED	S	X	Z	H	C	I	T	R	E	N	T	O	N	F	G	A	T
VOTING	G	W	S	A	U	W	O	R	R	A	N	L	U	Y	R	V	N
WAITING	B	L	F	X	Z	E	A	A	N	S	O	B	O	L	F	O	O
ZUCCHINI	Y	V	H	C	T	I	T	S	A	L	P	S	W	Z	U	F	F

Word Search Puzzle 5.

BONDAGE	M	O	R	O	O	D	N	I	D	E	A	L	L	Y	B	F	M
BURIAL	Q	C	E	B	F	Z	W	S	E	J	E	H	B	M	V	S	M
DEFAME	Y	L	E	V	K	R	E	C	L	R	N	A	H	J	L	M	F
DOWNPOUR	J	L	R	H	R	C	O	M	V	I	V	L	D	Z	L	G	V
ENVELOPE	O	U	U	J	E	Z	Z	L	D	A	E	V	O	E	U	A	R
FREIGHT	R	F	C	J	T	A	Z	T	W	W	L	E	W	B	S	M	F
GAMBLING	E	D	E	Q	H	W	V	S	W	Q	O	S	N	O	E	B	G
HALVES	S	N	S	R	G	H	M	I	H	C	P	I	P	N	V	L	W
HANDFUL	U	A	N	G	I	F	A	N	E	N	E	R	O	D	E	I	H
HEAVIER	O	H	I	R	E	J	N	T	F	R	M	X	U	A	R	N	V
IDEALLY	P	D	E	X	R	Z	I	O	X	F	D	X	R	G	A	G	G
INDOOR	S	C	A	S	F	L	A	K	Z	I	J	E	V	E	L	E	N
INSECURE	T	O	Q	Y	O	Q	C	R	G	D	T	O	F	K	Q	U	R
MANIACAL	O	J	R	P	E	N	A	V	X	I	I	H	V	A	I	O	Y
POLITE	L	A	I	R	U	B	L	S	L	Q	F	D	I	K	M	H	N
SEVERAL	W	K	D	J	H	I	W	C	I	I	H	R	I	D	T	E	B
SPOUSE	K	C	M	I	A	G	J	T	K	F	W	H	Y	G	O	P	D

Word Search Puzzle 6.

ANTHEM	Y	Y	I	E	R	X	R	L	M	F	H	M	M	R	W	J	Q
BEMOAN	L	E	W	I	J	T	S	E	T	A	L	Q	B	C	N	L	H
CLOSER	G	X	A	B	P	Q	N	R	T	G	I	R	L	A	A	S	N
CRITIQUE	Y	C	G	R	W	H	D	P	J	C	A	Y	E	N	N	T	L
EDIBLE	M	A	Q	M	B	G	E	T	D	K	K	J	I	G	A	I	A
HAPPEN	E	O	U	E	S	O	W	D	C	E	D	M	U	I	N	O	I
HASN'T	S	V	Q	D	B	D	O	G	O	R	R	V	J	Y	T	G	C
LATEST	T	E	N	D	G	E	V	K	U	E	M	X	B	L	H	U	I
MEDDLE	Y	R	E	L	P	T	H	P	T	T	I	M	N	C	E	B	F
OFFICIAL	R	R	U	E	H	N	D	D	O	B	U	G	Y	E	M	E	F
OVERRATE	E	A	Q	T	A	I	L	Z	Z	I	P	P	E	D	D	M	O
POINTED	W	T	I	C	S	O	R	Q	J	K	A	H	F	W	O	O	H
SHOWER	O	E	T	C	N	P	Z	Q	Z	A	M	B	C	U	O	A	Q
TERMINAL	H	E	I	Z	'	W	A	E	D	I	B	L	E	T	A	N	H
TWITCH	S	R	R	N	T	N	R	D	K	N	G	B	Y	N	I	O	M
YEARBOOK	U	K	C	S	N	E	P	P	A	H	T	Q	R	S	W	W	N
ZIPPED	S	Y	W	P	A	C	L	O	S	E	R	R	U	I	E	Q	T

Word Search Puzzle 7.

APIECE	W	A	N	M	M	U	Y	G	H	S	F	C	W	S	I	H	U
ATTORNEY	M	P	V	Z	T	H	X	M	L	E	O	N	R	E	H	H	S
BLOGGER	H	I	Y	T	L	O	N	L	I	A	O	L	X	C	A	E	R
CITRON	R	E	U	N	T	F	Q	Q	Q	P	O	B	A	I	V	D	E
DEVOTED	Y	C	I	A	B	S	E	W	U	O	N	U	M	O	E	E	P
FORWARD	N	E	I	R	T	L	M	Q	I	R	S	L	G	V	N	T	E
GARMENT	O	A	W	O	W	L	O	I	D	T	F	S	R	W	'	O	A
HAVEN'T	R	P	H	N	M	F	F	G	I	W	V	K	V	W	T	V	T
IGNORANT	T	H	I	G	F	S	V	U	G	A	E	I	N	E	K	E	E
LIQUID	I	A	F	I	D	U	R	A	L	E	J	W	G	K	F	D	D
PERUSAL	C	R	F	Y	K	Y	R	F	Y	T	R	V	J	L	O	U	S
PHARMACY	F	M	L	M	S	M	N	P	M	X	F	T	U	W	F	C	Q
REPEATED	Z	A	E	I	E	D	F	Q	A	T	T	O	R	N	E	Y	H
SEAPORT	R	C	N	N	J	W	K	R	H	I	Z	Y	F	U	D	M	Y
VOICES	A	Y	T	M	Q	U	K	S	T	W	H	Y	Z	H	G	P	Q
WHIFFLE	N	Z	U	V	O	O	P	E	R	U	S	A	L	G	P	O	I
YOGURT	C	D	R	A	W	R	O	F	Q	D	X	S	Y	O	E	Z	Y

Word Search Puzzle 8.

ATTEND	V	Z	B	M	C	W	Y	J	S	N	T	T	M	G	H	M	C
BUMBLE	I	E	L	B	I	R	R	E	T	Z	X	P	M	D	U	N	O
CHATTER	N	B	T	P	I	R	C	S	F	A	P	J	L	N	C	O	M
COMMERCE	T	N	N	T	L	A	T	T	E	N	D	Q	X	H	A	E	M
DIRECTLY	I	Y	E	N	T	B	H	C	X	C	I	N	A	D	F	N	E
EARNEST	M	F	K	A	J	S	P	L	M	B	U	T	S	N	E	Q	R
ENQUIRY	A	I	A	N	G	C	E	Q	O	O	T	O	P	A	A	U	C
FEARFUL	C	T	H	R	A	R	O	N	I	E	F	V	O	X	R	I	E
IDENTIFY	Y	N	S	O	B	M	P	D	R	U	V	G	N	W	F	R	A
INTIMACY	F	E	B	L	U	L	V	I	J	A	I	H	G	V	U	Y	V
LOVELORN	D	D	Q	E	M	O	V	R	J	X	E	Z	E	I	L	N	X
SCRIPT	D	I	P	V	B	B	M	E	P	E	P	Y	E	Q	E	S	B
SHAKEN	N	N	K	O	L	U	L	C	C	V	C	R	F	A	N	B	Z
SPONGE	K	E	N	L	E	B	M	T	X	X	S	Z	G	I	W	U	L
TERRIBLE	Y	J	P	U	G	K	K	L	B	S	Y	K	X	O	R	U	N
TWELVE	G	P	K	M	T	M	Q	Y	W	C	U	Y	G	R	B	E	Q
VERIFY	C	G	U	W	X	E	V	L	E	W	T	R	W	N	M	P	V

Word Search Puzzle 9.

ALTHOUGH	A	U	N	T	W	N	W	L	U	X	U	R	Y	E	T	F	M
ARMPIT	L	R	E	B	Z	S	V	W	O	N	U	S	A	B	Y	W	I
ARTWORK	B	A	T	R	A	R	D	M	S	A	N	I	T	Y	A	U	L
BANJOS	A	M	X	W	B	G	T	W	S	L	C	O	F	A	O	X	S
COWARD	V	H	J	Z	O	M	I	R	Q	X	X	J	F	T	L	T	U
CRANKY	D	B	T	C	C	R	C	K	Y	M	U	A	S	T	A	J	M
EMOTION	Q	E	D	A	O	M	K	T	V	B	M	P	N	R	R	R	I
FAMILIAR	D	L	O	E	W	O	E	A	A	I	C	T	I	W	O	S	S
IMMORAL	X	O	I	C	A	T	T	C	L	R	W	Y	O	D	M	O	L
LONELY	R	N	R	R	R	H	K	I	C	T	P	X	C	E	M	J	A
LUXURY	E	E	E	A	D	A	A	P	P	B	H	I	M	H	I	N	S
MUSLIM	L	L	P	N	F	R	I	T	O	T	Y	O	Y	O	R	A	O
PERIOD	L	Y	C	K	X	M	E	N	A	T	O	V	U	D	L	B	P
PROPOSAL	A	J	I	Y	U	P	Z	T	J	F	I	W	C	G	K	M	O
SANITY	M	G	F	V	I	I	M	E	M	O	T	I	O	N	H	Q	R
SMALLER	S	W	A	P	P	T	G	Y	B	V	Q	P	G	N	Y	V	P
TICKET	R	C	E	V	K	Y	V	H	O	V	D	R	S	C	Q	F	K

Word Search Puzzle 10.

ARMPIT	M	D	Y	L	L	A	E	R	O	U	M	H	S	G	C	Y	Z
CANNON	G	T	I	F	C	U	V	K	L	Q	P	F	V	B	Y	R	S
CONCEAL	D	U	C	U	H	I	I	C	I	E	S	T	J	T	O	E	O
COSTLY	E	E	P	U	Q	C	A	N	N	O	N	J	G	U	Z	B	R
DEDUCT	L	N	F	S	D	B	F	O	O	J	X	K	N	B	I	T	G
DELICATE	I	H	M	G	Q	E	C	D	N	R	H	D	D	Z	D	Z	A
DEPLORE	C	T	Y	T	H	N	D	Y	P	D	E	P	L	O	R	E	N
FOURTH	A	R	N	J	R	N	Y	L	T	D	P	Y	U	F	V	K	I
GALLOP	T	U	W	X	V	V	Z	T	L	D	E	G	C	G	F	M	Z
ICIEST	E	O	S	S	T	A	W	S	P	A	L	B	E	Z	K	W	E
JOURNEY	V	F	E	F	J	R	L	O	O	V	N	K	Q	G	Z	F	X
LANDED	Z	F	R	Y	N	M	A	C	L	S	U	D	A	S	Z	X	D
LOUDER	V	A	U	G	U	P	E	W	L	Y	W	D	E	H	R	A	P
MEASURES	O	L	S	F	S	I	C	R	A	L	B	P	Z	D	A	B	X
ORGANIZE	B	E	A	A	G	T	N	M	G	F	L	O	U	D	E	R	O
REALLY	B	Y	E	N	R	U	O	J	K	Z	G	T	Z	D	Q	J	J
ROUNDED	L	J	M	U	U	G	C	I	I	Q	O	A	D	O	G	X	H

Word Search Puzzle 11.

BOXING	C	I	C	P	T	C	E	W	O	A	N	Y	G	Y	R	D	A
CALAMINE	E	R	S	F	E	L	S	W	E	X	I	S	T	I	N	G	C
CELERY	L	D	D	O	N	E	K	X	A	E	T	E	O	Q	F	R	O
CHARCOAL	E	L	G	E	I	Z	R	F	L	Y	I	Z	B	O	J	O	N
CLUSTER	R	H	N	Q	M	M	R	E	V	L	N	Y	D	H	I	U	T
CONTEST	Y	E	I	E	A	M	O	D	T	L	I	D	H	T	D	P	E
EXISTING	P	A	L	C	L	L	I	F	E	M	E	U	S	X	H	I	S
FODDER	V	R	I	L	A	E	O	R	P	R	S	J	U	A	S	N	T
GROUPING	I	T	A	S	C	C	L	E	T	O	T	V	Z	Z	U	G	B
HEARTY	I	Y	S	L	A	R	M	C	N	B	Q	Y	Q	Q	R	O	N
PARCEL	S	E	G	A	V	A	R	L	R	P	O	Z	Z	C	N	P	S
POWDER	M	O	S	O	V	P	O	U	I	E	Y	X	C	M	A	K	U
RAVAGES	T	T	G	C	M	M	M	S	X	F	A	J	I	J	M	E	X
SAILING	S	T	T	R	Q	D	Y	T	O	D	E	L	H	N	E	K	M
SURNAME	J	A	A	A	O	S	H	E	M	S	M	T	T	A	G	L	D
TINIEST	W	Q	R	H	Q	L	D	R	L	C	T	D	P	R	J	S	S
TRIMMED	I	V	Q	C	G	R	E	D	W	O	P	T	J	R	N	H	O

Word Search Puzzle 12.

CIVILIAN	C	K	K	P	X	L	G	F	R	M	I	N	U	T	E	K	U
COTTAGE	Q	R	A	E	V	X	F	C	P	S	H	E	L	T	E	R	G
CRUMBLE	E	V	U	Y	O	A	V	S	I	S	Q	I	B	J	B	V	N
DECLAIM	Z	Y	N	M	Z	O	N	C	C	D	M	S	V	S	N	A	I
DEFILE	H	U	A	T	B	G	V	C	K	T	M	W	K	P	M	H	B
DISTRESS	K	X	I	Y	G	L	F	I	E	E	C	E	W	Q	Y	S	M
MINUTE	V	Y	L	P	V	I	E	H	D	U	N	T	I	A	J	C	U
PICKED	H	M	I	E	A	D	T	P	R	V	W	Q	L	B	I	O	L
PLUMBING	R	K	V	F	R	R	E	Q	D	O	P	L	L	O	I	T	P
RETAIL	E	H	I	A	I	F	P	I	B	Y	E	C	F	D	V	T	N
ROUTER	T	F	C	C	E	D	S	I	J	T	T	C	U	E	Y	A	E
SAFETY	A	Z	B	E	D	T	D	E	F	I	L	E	L	C	Z	G	S
SHELTER	I	K	V	Z	R	A	T	X	F	P	J	C	F	L	X	E	C
TYPEFACE	L	H	G	E	Z	K	R	O	U	T	E	R	H	A	E	J	C
VARIED	J	J	S	O	T	R	U	R	L	E	D	G	V	I	S	S	I
WILLFUL	G	S	O	H	K	X	B	C	U	K	D	E	U	M	R	D	P
WRITTEN	F	B	G	B	K	W	W	R	I	T	T	E	N	B	X	S	A

Word Search Puzzle 13.

ACCIDENT	F	J	W	R	I	O	M	E	M	S	I	O	J	P	J	Z	A
BEFORE	L	W	S	E	F	K	T	I	Q	Q	H	K	P	Q	U	Y	C
BOUQUET	A	T	O	T	B	K	V	R	E	A	C	H	I	N	G	N	A
CAMPSITE	S	B	C	R	N	H	O	D	F	H	A	B	E	A	Q	C	M
CARPET	H	K	O	R	S	D	K	E	T	U	E	W	C	R	K	G	P
CIRCUS	E	D	D	P	O	H	E	V	C	F	Z	C	A	O	K	P	S
CLASSIFY	R	T	I	S	C	P	I	Z	R	U	I	G	R	W	R	Y	I
DISHES	B	Q	S	U	T	E	V	P	J	D	X	M	P	N	W	F	T
EARRING	E	P	H	N	E	L	P	M	E	L	F	T	E	S	E	I	E
FLASHER	A	E	E	S	U	O	F	N	W	C	W	F	T	U	L	S	D
MEMOIR	R	A	S	H	Q	R	T	R	Z	T	I	T	X	I	F	S	A
PEACEFUL	R	C	U	I	U	J	D	U	N	V	F	R	I	D	A	A	D
PILLAR	I	E	M	N	O	C	C	B	W	M	B	N	C	Y	R	L	O
REACHING	N	F	Q	E	B	Y	Y	B	E	F	O	R	E	U	E	C	S
SUNSHINE	G	U	H	Q	R	A	L	L	I	P	L	Y	K	W	S	T	C
WELFARE	K	L	J	E	F	K	Y	F	G	J	D	O	D	V	K	Y	H
WORSHIP	J	I	V	E	Q	H	G	L	H	X	M	M	F	O	B	R	Y

Word Search Puzzle 14.

ACROSS	I	G	F	L	I	V	I	J	E	N	O	W	H	E	R	E	P
AVENUE	N	A	L	Q	B	I	R	U	O	F	L	T	Y	O	M	K	T
BUFFET	H	Y	V	D	C	S	O	B	F	R	F	J	T	N	J	X	W
CLOSED	Y	L	R	E	F	P	N	N	M	O	K	V	K	S	G	U	R
DISOBEY	B	L	C	M	N	T	I	Y	N	U	G	L	I	E	S	T	O
FIXATION	U	A	W	V	G	U	C	F	I	X	A	T	I	O	N	U	D
GROUPING	F	R	H	J	R	O	E	R	S	T	U	D	I	E	D	R	N
IRONIC	F	O	T	Y	R	Z	O	E	U	G	Y	O	D	Y	N	E	O
LOOKOUT	E	M	U	H	Q	K	E	X	R	L	J	O	F	R	O	R	D
MASTODON	T	B	O	G	L	N	U	O	A	A	G	D	K	N	I	E	O
MORALLY	H	L	K	D	G	K	U	Z	Q	X	C	G	J	Q	P	A	T
NOWHERE	O	V	O	M	T	P	Y	S	O	F	K	R	S	S	R	D	S
PUSHED	E	C	O	J	I	K	C	P	L	R	Y	D	O	J	O	A	A
REREAD	H	B	L	N	S	A	Y	W	K	N	O	N	Y	S	C	P	M
SCORPION	V	T	G	G	N	Y	M	D	I	S	O	B	E	Y	S	J	R
STUDIED	M	N	O	K	L	D	E	H	S	U	P	G	V	M	I	X	Z
UGLIEST	R	E	Q	D	E	S	O	L	C	B	F	H	G	C	M	T	Z

Word Search Puzzle 15.

ALABAMA	C	J	Z	W	M	A	G	D	Y	S	I	R	J	N	M	S	K
AMUSED	D	E	C	D	D	G	E	U	F	D	A	C	R	M	Z	R	P
ATTRACT	I	F	X	L	C	V	F	A	U	C	E	T	P	Z	T	C	A
DISCRETE	S	B	U	H	W	H	W	G	C	S	Y	F	I	J	M	N	T
EXHIBIT	C	K	A	R	I	F	W	H	I	T	W	N	N	Y	O	I	R
FAUCET	R	O	U	J	P	B	M	A	D	I	O	O	T	C	N	R	O
INSURE	E	C	N	Z	A	N	I	N	O	C	L	T	E	L	T	E	L
INTERVAL	T	K	C	B	E	T	X	T	L	K	L	T	R	I	H	L	U
MAIDEN	E	K	O	I	B	J	Z	J	E	Y	E	J	V	N	S	L	V
MELODIC	G	L	O	B	S	Z	H	S	M	X	Y	B	A	S	Y	A	A
MONTHS	F	C	K	F	E	O	R	J	U	M	M	N	L	U	K	M	M
PATROL	O	W	E	V	C	E	O	K	Q	V	N	A	W	R	S	S	U
SMALLER	D	P	D	D	T	A	B	R	K	C	H	U	I	E	U	X	S
STICKY	Q	I	G	H	M	Z	S	A	K	P	T	L	D	D	M	C	E
UNCOOKED	O	W	C	S	G	Q	H	J	W	U	X	C	F	G	E	I	D
YACHTER	R	A	U	X	A	A	E	E	A	T	T	R	A	C	T	N	D
YELLOWY	Y	T	W	Z	K	J	D	S	A	L	A	B	A	M	A	U	C

Word Search Puzzle 16.

BALLPARK	D	I	E	K	W	F	Y	P	B	A	L	L	P	A	R	K	X
BECOMING	E	X	H	I	J	D	G	Z	Z	D	P	U	B	M	M	M	A
CHISEL	K	H	X	U	L	K	K	W	C	O	V	E	R	I	N	G	O
CLAUSE	O	O	X	T	D	P	Q	H	A	R	D	W	A	R	E	Y	R
COVERING	O	I	S	S	E	E	E	T	E	S	M	I	A	T	O	H	R
CROOKED	R	S	T	E	I	E	V	L	E	A	V	I	N	G	T	K	W
ENEMIES	C	E	R	T	W	V	K	K	U	S	I	A	K	F	G	S	L
FARMING	R	N	I	G	W	O	M	A	Y	U	I	C	A	A	O	C	U
HARDWARE	Y	S	P	Z	N	I	B	R	R	K	E	R	G	R	W	U	M
HARROW	Y	U	E	V	Z	Z	A	S	G	A	R	Q	N	M	W	R	E
LEAVING	H	A	S	P	G	T	E	D	X	S	P	W	I	I	M	R	W
PARAKEET	R	L	W	J	T	I	K	Q	V	P	Z	W	M	N	T	I	E
PREHEAT	H	W	N	Y	M	V	W	P	Z	Q	L	A	O	G	I	E	N
SCURRIED	D	Q	S	E	W	K	S	T	D	V	O	W	C	R	G	D	B
SENSUAL	Z	N	N	H	U	P	C	H	I	S	E	L	E	T	R	Y	T
STRIPES	R	E	T	T	S	E	G	G	U	S	D	K	B	O	K	A	N
SUGGEST	T	A	E	H	E	R	P	C	L	A	U	S	E	E	N	B	H

Word Search Puzzle 17.

ASTRAY	F	R	G	N	I	K	O	M	S	L	F	S	P	Y	D	F	U
BECAME	B	E	G	N	I	M	R	A	F	B	Z	U	Z	O	A	J	T
CATHOLIC	I	N	M	H	C	R	A	E	S	A	O	C	Y	V	L	K	S
CAVERN	G	N	Q	A	H	E	D	C	I	C	F	I	A	E	Z	Y	E
FARMING	X	I	E	K	C	Y	Z	H	L	O	M	L	R	R	P	N	I
FELONY	S	W	Q	J	J	E	I	C	H	B	W	O	T	C	U	O	L
GOOGLE	H	R	G	K	N	B	B	J	G	P	F	H	S	O	H	L	L
HANDBOOK	K	O	O	B	D	N	A	H	A	C	A	T	A	A	C	E	I
HOSTILE	K	P	E	O	C	P	O	X	M	G	U	A	R	T	T	F	S
KETCHUP	H	S	I	F	L	E	S	E	D	U	S	C	N	U	E	G	V
MUSICIAN	M	M	Y	B	O	S	L	J	E	T	S	X	A	E	K	C	M
OVERCOAT	S	O	G	N	E	I	I	O	L	R	D	I	F	N	S	A	B
SEARCH	V	I	H	Z	T	N	Y	G	G	O	F	W	C	V	Y	V	R
SELFISH	Z	D	Y	S	J	B	I	F	O	Z	G	T	Y	I	S	E	C
SILLIEST	U	W	O	F	D	W	X	P	O	U	I	X	F	L	A	R	Z
SMOKING	V	H	D	Q	T	U	I	O	G	E	T	J	V	T	I	N	K
WINNER	T	S	I	U	Y	Q	N	O	K	W	D	T	N	P	N	K	O

Word Search Puzzle 18.

CARTAGE	C	H	I	O	S	Q	M	S	S	O	T	E	B	U	R	L	G
CHAISE	X	A	G	G	A	U	H	J	U	I	P	G	R	S	A	U	M
DIDACTIC	W	B	R	G	G	E	C	K	P	H	Q	I	S	Z	X	B	K
DOWNSIZE	N	D	T	T	E	N	N	U	P	Q	P	I	Y	Y	S	A	S
FLEXIBLE	J	O	Z	R	A	F	K	A	L	X	P	M	T	Y	V	G	E
FLOWERS	Y	B	D	J	J	G	B	R	I	B	J	I	G	X	R	S	I
FOLIAGE	Q	F	I	E	U	X	E	S	E	U	R	L	I	G	Y	X	R
JUNKET	D	H	D	G	N	D	P	V	R	O	T	A	T	T	O	O	U
JURIES	D	F	A	T	K	O	B	G	J	V	S	T	Y	J	C	E	J
MAJORITY	E	T	C	C	E	W	A	A	Z	E	M	N	G	X	E	L	T
PASSPORT	C	E	T	H	T	N	M	F	M	P	G	D	I	W	O	B	R
PEACOCK	N	G	I	A	W	S	V	U	D	L	E	A	Y	Y	T	I	O
PUNNETT	M	R	C	I	Y	I	K	F	Z	U	B	O	I	P	B	X	P
SUPPLIER	R	A	B	S	J	Z	G	Z	O	P	M	X	Q	L	U	E	S
TARGET	R	T	M	E	P	E	D	R	J	T	A	D	F	P	O	L	S
TATTOO	D	M	W	K	C	O	C	A	E	P	D	O	F	M	C	F	A
YELPED	V	N	C	D	E	P	L	E	Y	F	L	O	W	E	R	S	P

Word Search Puzzle 19.

BACKUP	X	Y	F	O	S	T	N	A	L	P	C	G	H	D	S	Y	M
BLUBBER	K	H	J	J	M	L	B	L	S	H	A	M	P	O	O	U	J
COFFEE	X	X	I	N	A	A	B	X	J	Y	R	O	R	P	U	X	V
DEPEND	N	I	L	T	E	B	P	P	S	U	I	R	R	N	C	T	Z
EGGNOG	E	A	S	B	H	F	F	T	P	T	W	W	W	O	F	N	R
FARMING	J	R	D	M	D	E	O	G	A	D	S	I	C	P	B	I	M
HITHER	D	Z	A	E	F	T	R	W	H	I	N	B	E	O	L	S	B
MUTTER	R	E	T	T	U	M	W	G	R	D	F	X	E	S	U	E	A
NOBODY	I	V	P	N	B	E	O	N	E	J	L	H	F	S	B	C	C
OPOSSUM	V	V	R	K	U	P	R	I	P	K	F	I	F	U	B	U	K
PERHAPS	T	C	U	N	M	O	R	M	C	Z	N	B	O	M	E	R	U
PLANTS	B	Y	D	M	G	M	O	R	U	O	W	O	C	Z	R	I	P
PRUDENT	A	N	E	P	G	X	M	A	M	D	J	W	B	I	U	N	K
SECURING	U	H	N	H	B	Z	O	F	V	O	I	O	O	O	I	G	J
SHAMPOO	K	E	T	S	S	O	T	O	U	K	W	F	I	Y	D	T	L
TOMORROW	C	H	F	M	V	Y	N	S	D	E	P	E	N	D	M	Y	S
UNWIND	K	U	W	V	T	G	O	N	G	G	E	B	Z	K	I	X	U

Word Search Puzzle 20.

AMMONIA	Y	B	S	V	Y	T	A	E	W	S	N	K	S	L	N	R	J
BUTTON	Y	E	D	H	R	X	B	A	E	L	J	K	C	A	W	U	D
CHESTNUT	V	R	D	B	W	O	V	J	T	Q	B	J	A	S	X	J	N
CURTSY	G	L	V	U	Z	F	C	A	B	L	Q	D	R	O	L	R	W
DETACH	H	X	I	S	C	M	U	P	D	D	O	A	C	P	S	E	H
DIDN'T	T	D	H	O	H	A	R	S	E	K	Z	H	E	O	U	C	C
EDUCATE	D	E	Q	O	E	F	T	S	S	E	T	H	G	R	H	K	A
KINDRED	K	T	U	J	S	L	S	E	O	F	O	C	F	P	H	L	T
MACARONI	W	H	I	D	T	Z	Y	M	P	B	Y	V	W	S	T	E	E
MACHINE	H	C	E	H	N	S	E	D	O	D	W	S	B	N	P	S	D
PROPOSAL	I	A	T	C	U	S	I	D	R	D	E	J	O	K	G	S	E
PROPOSED	N	Y	O	P	T	D	C	F	P	J	D	R	E	Z	J	B	N
RECKLESS	N	C	Z	R	N	O	T	T	U	B	C	A	D	N	H	I	I
SCARCE	Y	T	M	'	M	C	B	D	O	N	L	H	L	N	U	G	H
SWEATY	E	R	T	Z	T	Z	H	N	J	F	G	G	R	R	I	H	C
WHINNY	P	M	N	D	R	Z	A	M	M	O	N	I	A	R	G	K	A
YACHTED	R	I	N	O	R	A	C	A	M	W	F	G	B	P	M	J	M

Word Search Puzzle 21.

BLOOMING	L	G	C	Y	U	E	V	U	G	R	W	T	H	R	R	X	Z
BUTLER	G	E	J	S	U	A	K	O	H	E	C	B	N	X	Y	I	B
CONFETTI	C	F	O	B	P	M	R	K	E	L	Z	C	S	V	E	T	E
ELOQUENT	F	T	T	U	Q	K	U	Y	C	T	A	R	U	B	L	T	N
ESCAPE	Y	N	H	Y	T	J	W	H	T	U	W	E	R	U	L	E	O
EVERYONE	O	E	T	X	X	W	X	F	I	B	T	D	E	I	U	F	Y
FREEZER	M	U	E	L	V	L	A	H	C	Q	R	U	S	R	G	N	R
GENTLY	G	Q	I	F	Y	L	W	R	S	Y	A	C	C	E	J	O	E
GRACIOUS	N	O	T	L	C	O	B	Y	D	I	P	E	A	Z	Q	C	V
GULLEY	I	L	X	G	W	I	Z	O	X	S	V	T	P	E	X	Q	E
HECTIC	M	E	I	E	W	J	L	V	D	F	U	H	E	E	Y	K	D
MELODY	O	I	S	N	H	E	Y	O	D	U	X	O	O	R	X	O	O
OUTWARD	O	F	A	T	M	J	E	N	J	G	V	U	I	F	V	S	H
REDUCE	L	F	N	L	B	D	K	I	F	J	B	G	H	C	L	X	S
SIXTIETH	B	A	M	Y	P	U	C	T	N	L	L	H	K	F	A	J	O
THOUGH	F	E	Z	D	S	F	O	V	W	I	L	L	F	U	L	R	L
WILLFUL	K	K	D	P	B	J	D	J	H	V	V	A	P	G	Q	O	G

Word Search Puzzle 22.

ADMIRE	X	X	H	X	F	A	Q	N	S	E	N	U	L	D	F	Y	M
AFFRAY	J	Q	G	W	M	N	E	O	T	C	J	S	A	E	A	R	W
BULLET	K	N	R	C	T	J	G	W	S	I	N	O	V	C	R	T	F
DESERTED	B	B	M	T	J	R	E	H	A	T	J	R	I	A	P	R	P
DRAMATIC	A	P	F	Z	H	R	F	E	E	A	V	D	S	L	U	A	O
FASTEN	C	U	D	K	B	R	J	R	Y	M	Z	I	H	E	O	C	J
GENUINE	V	A	M	H	A	W	U	E	C	A	B	N	H	O	O	T	L
LAVISH	E	R	I	M	D	A	X	S	F	R	L	A	S	H	V	O	U
NOWHERE	R	N	L	E	N	Y	O	M	T	D	Z	R	W	S	C	R	F
ORDINARY	A	G	L	W	O	M	Q	A	J	T	E	Y	W	M	P	E	W
SHOELACE	L	M	'	O	Q	W	E	F	D	C	E	S	W	S	Y	H	A
SINGULAR	U	M	O	N	P	N	B	F	J	L	M	L	O	B	J	T	L
THRUST	G	V	H	A	I	J	S	R	W	N	N	P	L	L	Q	C	N
TRACTOR	N	T	W	U	W	O	Y	A	U	X	X	K	B	U	I	F	U
UNLAWFUL	I	B	N	Q	I	X	X	Y	F	E	B	I	B	V	B	I	T
WHO'LL	S	E	P	W	Y	C	B	D	E	S	E	R	T	E	D	K	S
YEASTS	G	T	B	J	A	I	F	A	S	T	E	N	J	F	W	G	S

Word Search Puzzle 23.

BULLETIN	M	U	H	J	O	K	D	I	S	C	A	R	D	M	W	Q	L
CLIENT	L	S	I	N	J	E	V	L	N	D	N	C	K	J	I	Q	T
COALESCE	C	F	E	M	E	E	T	S	U	R	A	O	F	E	G	C	U
CONSUMER	L	N	P	X	D	U	D	M	L	O	I	A	T	Z	G	Q	S
DISCARD	B	X	O	I	O	M	E	C	Q	A	S	L	N	S	L	A	M
FLOPPY	K	C	X	K	H	R	M	A	Y	L	R	E	E	S	E	E	S
FOURTEEN	T	P	B	L	T	O	E	G	H	Z	E	S	I	E	G	H	M
LUMBER	R	A	U	A	E	K	E	X	X	C	P	C	L	S	J	I	L
METHOD	D	B	L	F	M	S	S	U	O	N	A	E	C	B	X	S	U
OBSESS	B	Y	L	N	L	X	U	N	Q	E	M	S	T	O	V	Q	M
PATRIOT	F	Z	E	K	M	I	S	I	Q	E	E	D	W	L	S	A	B
PERSIAN	L	C	T	D	E	U	J	C	F	T	T	L	E	I	J	F	E
RATTLE	O	G	I	E	M	V	V	O	Z	R	S	P	T	Q	N	I	R
SEEMED	P	K	N	E	G	D	M	R	F	U	A	H	J	T	O	Y	M
UNICORN	P	M	R	Q	W	J	C	N	V	O	P	P	T	S	A	R	A
WIGGLE	Y	V	U	J	A	E	E	Y	K	F	R	H	P	A	M	R	Q
XEROXES	S	B	N	B	R	Y	B	C	R	P	A	T	R	I	O	T	J

Word Search Puzzle 24.

ACCUSE	E	U	A	A	H	M	G	R	K	C	O	Q	L	S	V	J	D
ANCHORS	W	O	N	N	Y	F	N	Y	A	L	B	G	Z	K	E	S	K
BADMOUTH	T	E	E	D	F	W	Z	M	C	B	S	E	D	Y	D	U	N
BOLOGNA	T	T	L	O	F	R	M	X	C	P	U	W	T	E	A	X	B
DEBATED	T	A	E	E	R	U	G	M	U	P	O	X	A	N	V	X	O
FACTIOUS	W	R	H	K	I	D	C	R	S	D	I	L	L	R	N	K	L
HELENA	B	E	Z	T	S	I	E	W	E	I	T	I	E	U	I	X	O
HOLDER	I	L	U	B	R	A	T	R	K	A	C	T	N	O	R	Q	G
INVADE	W	O	X	A	O	M	A	T	L	C	A	T	T	J	W	Y	N
JOURNEY	S	T	L	D	H	M	P	D	R	Y	F	L	S	R	A	A	A
LIQUOR	N	F	O	M	C	X	E	O	C	Q	R	E	V	D	N	W	W
LITTLE	I	H	N	O	N	B	A	R	L	K	X	E	H	D	T	S	H
ORDERLY	F	Y	L	U	A	N	P	O	N	V	X	H	D	Q	E	Q	Q
SNIFFLE	F	C	V	T	R	B	T	U	Y	B	T	A	V	L	D	Q	V
TALENTS	L	S	E	H	W	E	E	Q	B	F	Y	J	F	M	O	Q	L
TOLERATE	E	D	B	M	F	G	N	I	T	N	S	R	E	R	S	H	S
WANTED	M	I	J	M	T	N	N	L	Q	F	L	N	O	X	F	X	D

Word Search Puzzle 25.

ACCOUNT	S	I	S	A	V	H	R	W	Z	R	C	N	A	C	M	C	S
CRANKY	J	W	T	E	L	L	A	P	G	B	R	Y	I	I	O	L	U
DOMINATE	A	O	A	O	O	Z	R	V	C	L	A	F	I	E	U	D	N
ENGLISH	S	N	U	C	I	T	W	K	Z	R	N	N	X	G	W	G	D
FIXATION	Y	D	D	D	C	I	G	S	F	T	K	M	G	R	F	T	E
FREEWAY	Q	E	U	N	U	O	W	F	L	J	Y	I	Z	G	D	R	R
GLISTEN	R	R	O	Y	I	P	U	L	S	H	S	C	P	J	L	O	D
IMAGERY	M	B	P	C	L	V	B	N	E	H	G	Q	U	X	I	U	O
LIBERATE	N	N	E	T	S	I	L	G	T	J	Q	I	D	S	B	B	G
PALLET	O	B	L	V	G	Z	P	R	A	I	R	I	E	M	E	L	Y
PRAIRIE	I	J	P	J	W	S	D	G	N	X	M	F	H	A	R	E	A
REPAIR	T	E	F	J	Q	G	R	P	I	U	W	A	W	L	A	D	W
SLUGGISH	A	H	S	I	L	G	N	E	M	T	N	P	G	L	T	G	E
SMALLER	X	P	Q	I	P	Y	C	O	O	Q	S	T	Z	E	E	Z	E
TROUBLED	I	J	R	N	D	O	L	Q	D	Y	U	H	A	R	R	T	R
UNDERDOG	F	X	F	O	J	C	R	W	O	T	J	M	M	T	Z	Y	F
WONDER	E	D	X	J	I	L	R	E	P	A	I	R	G	N	R	G	I

Word Search Puzzle 26.

ACTUALLY	B	S	M	D	E	V	Y	U	C	X	O	R	A	I	M	D	O
AVERSION	V	G	B	P	B	B	I	O	I	N	Y	J	K	G	K	B	S
ELEGANT	F	L	E	S	W	A	S	G	T	O	L	F	Y	W	E	S	H
FLOPPY	L	O	C	T	V	F	A	F	S	I	L	P	Y	K	Z	R	A
GELATIN	O	S	Z	I	A	K	J	R	I	S	A	R	C	G	Z	E	X
GLOSSARY	P	S	E	N	J	R	K	W	G	R	U	E	N	O	F	M	L
HOTDOG	P	A	Z	I	L	R	B	M	O	E	T	D	E	D	B	E	S
LATTER	Y	R	E	T	D	B	L	I	L	V	C	I	D	T	D	M	O
LOGISTIC	K	Y	S	A	O	B	V	O	V	A	A	C	N	O	V	B	E
PREDICT	T	T	K	L	P	U	A	N	G	E	H	T	E	H	P	E	L
RAISIN	Q	D	B	E	H	E	I	P	C	K	L	T	T	O	L	R	G
REMEMBER	L	J	M	G	O	S	Q	V	X	Q	D	E	O	X	K	N	G
SIMPLE	U	Y	H	T	I	S	I	M	P	L	E	J	G	D	U	U	U
SNUGGLE	U	Y	E	A	G	S	N	W	V	N	F	Q	A	A	H	V	N
TENDENCY	O	A	R	J	J	O	E	U	R	I	N	A	R	Y	N	J	S
URINARY	H	B	I	N	O	P	A	M	M	P	V	L	F	R	Y	T	T
VIBRATE	C	Y	D	Z	A	L	A	T	T	E	R	P	Q	Y	M	R	S

Word Search Puzzle 27.

ACCEPTS	Z	C	R	B	X	G	S	I	E	V	U	F	W	K	Y	R	F
CHILDISH	K	M	A	H	Q	J	T	U	Z	U	R	S	I	D	H	E	R
DUCKLING	S	Z	A	M	A	U	E	F	E	H	F	K	N	I	T	I	K
FREEZE	S	K	K	G	Q	E	Y	V	E	R	E	C	D	W	R	R	D
FURRIER	E	M	U	C	I	V	Z	D	R	Z	T	A	O	Q	O	R	S
HELPLESS	L	D	V	C	P	C	Y	Y	F	H	E	N	W	X	W	U	K
MAGICAL	P	A	A	H	B	W	A	R	C	I	X	S	D	A	S	F	D
OVERRUN	L	X	C	I	F	Q	F	L	W	Z	P	I	M	N	U	D	E
SEAWEED	E	Y	C	L	N	J	R	O	V	E	R	R	U	N	N	A	E
SEWAGE	H	X	E	D	F	K	B	E	K	J	E	U	Z	R	F	Y	W
SNACKS	Z	I	P	I	L	V	G	N	V	D	W	J	O	M	A	L	A
TRIPOD	H	R	T	S	O	A	O	D	R	E	P	A	Z	O	I	B	E
UNDERGO	U	A	S	H	W	C	L	Q	V	D	K	C	I	M	R	Z	S
UNFAIR	F	O	Q	E	C	Y	T	R	I	P	O	D	W	V	V	S	P
WAIVER	B	W	S	U	S	I	J	G	Z	B	K	E	F	A	E	B	P
WINDOW	O	G	R	E	D	N	U	R	Z	Z	X	C	O	V	A	R	D
WORTHY	U	G	N	I	L	K	C	U	D	R	X	Z	M	I	E	E	P

Word Search Puzzle 28.

ADMIRE	S	E	L	T	X	M	F	A	S	C	E	N	D	K	X	E	R
ARCTIC	M	E	K	V	S	Y	Q	A	R	M	B	J	F	D	H	C	O
ASCEND	K	G	I	C	B	O	E	T	G	A	B	J	V	Z	C	Y	S
CHEERY	O	I	B	Z	F	N	D	R	E	D	G	E	B	E	I	A	B
CHERUB	Z	E	W	E	U	W	H	A	I	R	C	U	T	C	I	L	M
CRUMBS	V	C	I	T	C	R	A	P	N	L	I	B	V	N	N	P	U
DREDGE	V	O	Q	Y	U	P	E	Y	C	R	S	N	A	E	N	E	R
FIXING	M	E	Z	Y	K	I	G	L	Z	F	Z	Z	Z	L	R	R	C
HAIRCUT	F	D	S	J	G	X	Y	X	I	E	C	D	Y	I	A	P	F
NUCLEAR	V	C	O	E	P	D	C	X	I	K	Q	G	N	S	E	R	N
PROUDLY	Y	J	R	A	P	D	I	N	Z	I	C	J	Z	Y	L	O	Y
REPLAY	F	M	D	E	A	N	M	U	G	U	Z	H	W	Z	C	U	R
SEIZURE	C	D	I	L	G	Z	T	Z	H	I	C	Q	E	A	U	D	E
SILENCE	N	U	D	L	M	B	U	L	H	P	F	G	E	R	N	L	E
SNUGGLE	T	Z	E	R	I	M	D	A	Q	V	N	L	N	F	U	Y	H
SORDID	G	F	A	H	F	W	R	I	T	E	R	J	A	B	H	B	C
WRITER	Y	W	E	W	D	B	S	N	U	G	G	L	E	H	W	R	D

Word Search Puzzle 29.

ANNUALLY	G	N	B	T	N	E	M	R	E	F	C	R	Z	A	W	T	X
BARRIER	E	P	D	M	E	T	A	D	P	U	C	E	Z	N	Z	S	T
BOILED	G	K	D	O	R	A	V	H	N	J	O	I	D	N	H	C	E
CARROT	N	L	Z	E	F	L	F	A	E	I	N	R	E	U	T	E	N
CATEGORY	O	E	U	V	M	Y	X	P	Z	N	F	R	L	A	N	G	A
CONFETTI	I	Z	T	W	O	E	D	Z	I	T	E	A	I	L	E	N	T
DEMEAN	T	A	O	D	B	C	A	V	X	K	T	B	O	L	T	I	I
DETAIL	A	I	R	E	L	A	J	N	S	G	T	X	B	Y	X	V	O
DURATION	R	S	R	T	I	V	A	S	Y	H	I	Y	H	N	E	A	N
EXTENT	U	A	A	A	U	J	Z	A	D	Y	I	Y	Q	S	Q	E	A
FERMENT	D	L	C	I	X	T	R	E	X	H	R	S	F	R	Q	L	L
FORTIETH	U	M	I	L	V	R	B	U	P	D	Y	O	F	E	K	U	O
LEAVING	J	O	E	Q	O	G	C	B	X	Q	O	H	G	J	I	L	M
NATIONAL	A	N	T	W	N	U	W	O	Y	Z	J	U	J	E	M	E	J
SALMON	D	C	P	T	Y	R	J	O	D	Y	J	D	I	L	T	P	E
UPDATE	B	D	T	L	W	O	X	B	V	R	F	A	X	T	T	A	Q
YARROW	N	L	T	Z	R	N	M	W	F	O	R	T	I	E	T	H	C

Word Search Puzzle 30.

ALKALINE	U	N	A	I	C	I	T	P	O	Z	M	P	R	L	U	L	L
CHRIST	N	N	B	H	N	J	E	M	R	E	V	O	L	V	E	O	X
COUGAR	K	S	E	P	G	B	V	E	W	L	C	C	E	M	V	N	R
GROCER	I	O	T	C	Z	M	B	L	K	F	X	H	N	E	F	N	M
HAVEN'T	N	M	O	W	T	T	W	B	N	Z	H	W	L	Q	X	I	K
INCIDENT	D	O	E	K	H	A	U	M	W	M	G	I	W	U	H	E	N
ISSUING	B	T	T	D	O	P	R	I	P	L	E	D	U	X	S	N	Q
LOVELIER	V	H	T	G	U	I	C	H	H	R	L	B	G	E	K	I	I
MOTHER'S	E	E	N	G	H	O	T	C	Z	O	T	N	L	I	L	F
NECTAR	H	R	E	I	H	D	U	H	Z	H	X	G	I	N	L	A	H
OPTICIAN	V	'	D	N	I	B	G	K	Z	H	R	B	U	Z	F	K	A
REVOLVE	R	S	I	N	M	Z	A	S	I	U	G	I	S	H	U	L	V
RUNNING	E	G	C	U	T	V	R	U	H	M	Q	U	S	S	L	A	E
SKILFUL	C	U	N	R	Y	B	I	U	T	Y	C	F	I	T	N	D	N
THIMBLE	O	Z	I	K	D	N	P	S	I	T	T	Q	N	Z	G	S	'
THOUGH	R	M	A	P	C	M	Q	Q	E	M	F	B	W	O	E	H	T
UNKIND	G	V	Y	L	O	Q	K	U	A	M	G	E	R	A	M	W	L

Word Search Puzzle 31.

BERSERK	K	V	J	C	C	F	I	X	Y	K	E	T	C	H	U	P	M
CENTRE	F	I	T	D	C	E	N	I	V	I	D	B	A	D	P	O	F
COLONY	Y	V	C	E	R	T	N	E	C	S	N	A	C	K	S	K	I
COMMIT	Z	C	V	O	F	F	K	G	P	L	X	A	Y	T	Q	S	L
DIVINE	N	L	G	I	L	D	E	M	U	T	L	B	E	X	L	J	T
DUGOUT	E	W	V	P	U	O	A	A	H	D	O	K	W	K	X	M	E
FILTER	R	F	U	T	F	Y	N	E	G	N	C	Y	G	W	N	S	R
FISCAL	F	F	M	O	E	P	C	Y	W	A	V	N	J	U	T	E	L
FRENZY	W	P	L	G	C	A	W	T	R	L	E	L	T	K	U	R	L
KETCHUP	P	Z	G	G	A	V	K	H	P	T	V	K	B	I	O	V	B
MAGGOT	F	T	T	A	E	L	V	U	A	R	F	W	E	W	G	I	B
PEACEFUL	F	I	K	M	P	V	N	T	F	O	B	I	R	U	U	N	F
PORTLAND	X	M	L	B	N	L	C	B	T	P	S	U	S	W	D	G	D
RACKET	L	M	E	X	B	D	I	K	Z	C	S	E	E	C	Z	V	I
SERVING	W	O	T	I	G	Q	L	H	J	H	V	V	R	K	A	A	T
SNACKS	R	C	Y	F	I	P	Y	T	Z	Y	F	M	K	S	F	L	B
TYPIFY	V	B	H	N	H	B	B	Y	O	S	O	P	W	E	Q	D	R

Word Search Puzzle 32.

ACTIVIST	R	T	S	I	V	I	T	C	A	J	X	L	W	I	Q	R	H
ATTIRE	R	J	B	L	O	U	S	F	T	I	B	R	T	L	T	A	L
CARLOAD	Z	V	K	H	B	J	B	S	H	W	V	Y	T	Z	N	Q	Z
COASTAL	Z	S	Y	R	H	V	T	X	I	U	A	G	H	G	M	D	G
COBBLE	N	U	B	E	A	J	B	A	M	R	Y	K	A	J	O	F	O
EASILY	I	S	Q	N	A	M	A	P	B	C	E	R	H	G	J	S	V
GOVERN	S	R	A	O	C	Z	E	I	L	A	N	R	C	Y	H	U	E
HANGAR	I	E	J	D	A	A	N	R	E	R	L	O	O	L	I	L	R
OVERDONE	A	V	C	R	T	M	R	C	S	L	P	Y	B	I	Q	Q	N
PUNISH	R	Z	L	E	T	W	E	P	P	O	M	F	B	S	B	Y	K
RAISIN	V	P	U	V	I	C	V	A	A	A	L	O	L	A	P	S	F
REMARK	T	F	F	O	R	N	R	Q	Y	D	C	A	E	E	G	W	M
REPLACE	G	S	W	N	E	Q	E	R	M	F	E	E	T	U	X	R	J
RESERVE	W	Y	A	S	A	K	S	T	X	Y	E	O	I	S	C	K	B
THIMBLE	Q	F	L	T	O	B	E	P	U	N	I	S	H	A	A	Y	D
UNLAWFUL	L	Q	N	L	Y	Q	R	S	S	G	W	Q	W	B	J	O	K
VERSUS	M	S	U	S	K	W	R	E	P	L	A	C	E	I	O	L	C

Word Search Puzzle 33.

ALLERGIC	B	V	E	J	O	S	W	L	R	V	U	O	N	D	N	B	W
AUTHOR	K	A	J	Z	L	I	X	E	W	W	Y	K	Z	L	K	A	G
BACKUP	S	E	C	W	K	M	R	D	E	M	E	A	N	A	S	W	D
BERSERK	W	S	G	K	Z	M	B	T	W	N	G	C	Z	T	C	H	L
BEYOND	S	B	F	R	U	L	U	P	J	E	W	X	C	E	Q	O	E
BIRDSEED	V	A	X	N	J	P	S	H	U	T	V	I	M	L	R	R	E
BUSIEST	E	P	X	O	C	B	I	G	D	O	G	W	W	Y	O	R	E
CLASSIFY	X	Y	F	O	V	J	E	P	E	R	A	Q	I	V	H	I	R
DEMEAN	C	F	R	H	X	X	S	E	E	Y	F	X	Q	S	T	F	G
DISAGREE	H	I	A	P	C	H	T	L	S	G	N	O	R	V	U	I	A
EXCHANGE	A	S	C	Y	S	Q	L	Q	D	N	V	P	N	P	A	C	S
FRACTION	N	S	T	T	G	A	X	K	R	L	A	R	Y	N	X	B	I
HORRIFIC	G	A	I	S	N	D	T	J	I	P	M	V	E	P	V	J	D
LARYNX	E	L	O	C	B	M	T	T	B	T	G	O	K	B	I	H	T
LATELY	F	C	N	G	L	P	M	A	P	N	A	H	P	Z	B	L	J
RUBBER	J	S	P	T	E	X	B	E	R	S	E	R	K	W	Y	U	W
TYPHOON	Q	P	W	D	N	O	Y	E	B	X	U	L	K	S	Z	F	R

Word Search Puzzle 34.

BASKET	P	O	L	A	G	R	L	J	Z	C	I	N	E	M	A	R	F
BRUNCH	R	O	N	M	N	L	J	S	T	A	X	X	G	T	P	S	K
BUMBLE	W	R	W	Y	A	E	U	T	U	A	I	V	B	N	O	Q	E
CINEMA	R	R	G	D	K	S	K	N	C	L	R	O	X	L	G	Z	L
FUNERAL	F	T	U	M	E	Z	H	E	F	L	W	B	A	W	E	V	B
GEOLOGY	D	O	Z	P	Q	R	S	I	T	I	X	C	S	L	O	R	M
HEXAGON	W	T	E	K	S	A	B	T	Y	N	E	X	O	Y	L	E	U
LOTTERY	L	K	S	I	W	I	F	O	G	A	G	F	U	J	O	S	B
POWDER	L	U	T	F	B	M	M	U	L	V	A	Q	R	K	G	P	P
QUOTIENT	I	Z	R	I	R	G	D	Q	N	A	Y	N	C	V	Y	O	U
RESPONSE	R	X	I	B	U	T	X	Y	C	S	R	Z	E	O	A	N	Z
SOLACE	H	D	K	E	N	I	A	P	E	X	E	E	D	J	A	S	F
SOURCE	T	C	I	W	C	O	V	K	H	C	T	P	N	K	P	E	P
STRIKING	O	N	N	U	H	X	B	T	E	K	T	Q	P	U	H	H	E
THRILL	U	B	G	S	R	J	Y	G	Z	K	O	W	K	A	F	L	R
TURKEY	N	O	G	A	X	E	H	Q	W	P	L	S	X	F	U	K	N
VANILLA	F	K	R	V	Q	H	W	I	T	U	R	K	E	Y	O	G	W

Word Search Puzzle 35.

DELUDE	E	Q	C	T	Y	W	R	L	J	R	H	E	M	E	U	K	H
DIFFERED	S	H	B	R	P	B	I	A	R	M	J	G	F	J	R	E	X
DISTORT	G	L	X	O	G	Z	E	U	X	U	Y	D	G	W	R	G	O
EARRINGS	N	O	T	T	L	D	F	T	B	N	B	U	S	O	Y	M	J
FRIDGE	I	L	W	S	V	K	Q	U	A	H	S	J	I	L	Q	P	H
GRAPES	R	X	S	I	Y	L	Y	M	G	A	W	S	I	N	I	G	V
HEROISM	R	X	D	D	N	Y	E	J	T	P	M	I	U	C	H	H	T
JEOPARDY	A	E	I	R	N	Z	Y	A	M	P	F	M	N	R	P	F	M
LEASED	E	G	F	N	T	T	N	W	S	Y	H	J	O	O	H	R	A
MATING	V	D	F	T	M	T	W	E	U	E	Y	E	B	U	V	I	T
MISJUDGE	X	F	E	A	Q	Q	D	S	M	N	D	O	O	G	G	D	I
MONDAY	V	T	R	H	T	U	A	G	P	U	W	P	D	H	R	G	N
MUTUAL	Y	Y	E	W	L	S	M	V	L	Z	Z	A	Y	L	A	E	G
NOBODY	G	U	D	E	P	N	U	V	G	W	R	R	C	Y	P	F	Q
ROUGHLY	Q	X	D	M	Y	A	D	N	O	M	N	D	R	J	E	D	J
SOMEWHAT	I	G	B	O	K	R	G	K	O	I	N	Y	Z	X	S	T	E
UNHAPPY	O	U	B	S	A	P	M	C	Y	O	B	B	R	H	H	Z	N

Word Search Puzzle 36.

BOUNCED	V	I	Z	T	T	N	B	R	T	J	N	P	U	D	U	S	S
CHISEL	H	A	D	R	T	W	Q	E	U	Y	F	C	S	J	B	C	W
CLAUSE	L	W	C	Z	U	T	M	D	O	Q	T	Z	W	D	X	E	V
CRACKER	T	W	B	U	C	Z	W	N	K	O	C	K	Y	J	Y	N	Q
GLIDER	Q	J	S	I	U	C	E	A	R	S	E	A	S	G	T	E	M
GRATIFY	I	L	X	V	D	M	S	W	O	S	J	E	Q	E	S	R	E
HANDLE	N	I	V	Z	K	R	U	X	W	L	O	L	Q	Y	M	Y	V
MISUSE	S	H	H	X	S	K	S	T	P	E	R	D	Y	F	R	T	O
PLIERS	C	D	Y	M	F	T	I	F	S	H	P	N	L	I	R	Z	J
PROJECT	U	E	L	N	C	M	M	U	L	R	Y	A	H	T	E	S	Y
REMEDY	R	N	T	L	F	Z	A	F	E	J	E	H	Z	A	K	R	P
SCENERY	R	Z	R	Y	R	L	O	U	S	R	U	I	T	R	C	O	B
SCURRIED	I	P	O	H	C	F	I	J	I	L	K	H	L	G	A	R	Z
SHORTLY	E	P	H	E	I	J	F	K	H	V	E	Z	S	P	R	S	H
VACUUM	D	H	S	D	C	E	B	I	C	Q	T	G	L	T	C	A	D
WANDER	B	F	S	M	R	E	D	I	L	G	R	E	M	E	D	Y	V
WORKOUT	P	R	D	E	C	N	U	O	B	N	G	T	U	V	I	I	M

Word Search Puzzle 37.

ACCURATE	A	O	W	F	H	R	G	M	D	N	P	X	Q	N	N	S	I
CATALOG	P	C	P	D	B	X	A	U	N	O	V	T	F	H	Q	V	J
CRAGGY	P	M	C	T	G	N	C	R	A	G	G	Y	E	Q	E	G	J
DONATION	O	K	S	U	X	U	G	G	B	E	R	T	M	R	D	S	T
GEORGIA	M	G	F	T	R	K	X	N	D	V	G	N	F	L	E	M	O
HEADBAND	R	K	F	Y	X	A	G	S	A	S	O	I	H	P	P	I	D
LAYOFFS	Q	R	O	U	U	Z	T	E	E	W	L	A	Y	S	P	L	D
PUTTER	V	A	Y	C	E	C	W	E	H	E	A	P	I	R	I	I	L
RADIOS	L	T	A	D	F	K	L	F	N	A	T	E	A	E	K	N	E
REPAINT	N	R	L	T	F	C	X	O	S	R	A	R	U	W	S	G	R
SHOWER	W	A	C	V	U	Q	I	W	A	I	C	G	V	O	Q	T	J
SKIPPED	O	D	N	O	I	T	X	J	I	N	E	R	D	H	Y	C	C
SMILING	R	I	M	E	A	E	K	N	G	G	K	W	E	S	Z	T	B
SWEARING	H	O	U	N	W	X	R	I	R	H	L	T	I	T	F	M	Z
THROWN	T	S	O	Y	K	W	C	K	O	T	Q	M	M	E	T	T	B
TODDLER	I	D	U	H	P	D	L	X	E	R	O	X	E	D	Z	U	D
XEROXED	W	U	F	H	Q	U	J	R	G	Q	T	K	A	M	N	N	P

Word Search Puzzle 38.

BIANNUAL	H	O	C	H	M	W	L	G	C	M	T	R	R	S	A	H	G
CREATOR	I	G	E	M	H	P	B	K	S	G	B	A	O	G	X	Y	U
CYCLIST	F	U	N	S	B	V	C	R	U	A	D	F	P	N	A	Z	U
EARRINGS	I	C	B	I	B	C	W	H	B	V	T	A	G	I	J	G	C
EARTH'S	N	D	F	H	V	C	A	F	T	F	M	C	Y	R	M	E	D
EVIDENT	G	R	M	F	N	I	T	T	L	X	H	T	D	R	S	V	B
FACTUAL	E	W	R	L	M	A	R	K	E	J	L	U	E	A	P	I	G
FINGERS	R	I	Q	I	D	U	U	T	L	C	W	A	E	E	O	D	O
FLIPPER	S	N	R	P	G	N	L	F	S	R	L	L	P	X	R	E	D
INVENT	A	D	P	P	U	U	T	T	X	E	P	Y	S	O	A	N	A
SPEEDY	S	I	I	E	M	W	R	Y	A	A	T	A	J	E	D	T	N
SPORADIC	'	E	G	R	O	O	P	I	I	T	C	N	Z	O	I	W	R
STRIVING	H	R	N	Y	N	X	S	N	Z	O	J	Q	E	N	C	J	O
STRONGLY	T	W	G	G	S	G	O	D	U	R	J	M	W	V	L	P	T
SUBTLE	R	L	L	H	F	V	R	E	L	W	F	V	A	X	N	N	J
TORNADO	A	Y	T	S	I	L	C	Y	C	B	Y	Y	U	O	W	I	S
WINDIER	E	L	A	U	N	N	A	I	B	T	I	Z	W	C	M	C	E

Word Search Puzzle 39.

CHEEKS	S	Q	Y	F	T	F	R	L	N	C	A	X	O	A	C	V	X
DIRECT	B	E	K	S	K	F	A	R	M	E	R	R	W	R	G	Z	S
DOTING	S	M	W	E	W	J	G	G	C	D	L	L	M	E	N	X	K
EXCEPT	M	T	O	A	J	M	G	H	Q	S	R	U	G	V	I	H	E
FARMER	S	L	U	N	G	S	E	U	W	L	L	M	N	O	T	Y	E
FUTURITY	C	T	B	N	T	E	D	Z	B	X	W	T	I	C	O	M	H
RAGGED	I	T	P	J	Y	X	F	V	T	P	V	S	T	N	D	U	C
REPULSE	N	Y	R	S	L	G	D	U	P	Y	C	H	H	U	Y	U	D
SETTLERS	O	T	E	R	M	Q	E	B	T	H	M	F	C	A	M	C	G
SEWAGE	T	T	P	E	J	T	A	T	L	U	Z	Q	A	H	R	A	J
TECTONIC	C	R	U	L	Y	Z	D	Y	A	T	R	A	Y	I	O	V	S
THOROUGH	E	I	L	T	Q	I	Z	V	K	T	V	I	M	A	F	R	R
UNCOVER	T	U	S	T	R	Z	Y	C	S	K	U	H	T	N	I	Z	D
UNIFORM	D	M	E	E	K	R	W	E	X	C	E	P	T	Y	N	O	A
VACUUM	A	O	C	S	L	H	F	B	Z	S	Y	Y	U	L	U	I	L
YACHTING	U	T	Q	H	U	X	D	P	O	C	H	P	T	P	Y	X	L
YTTRIUM	O	H	S	N	P	R	Q	W	T	H	O	R	O	U	G	H	X

Word Search Puzzle 40.

GLOVES	P	J	D	J	A	E	N	G	J	O	Y	S	T	I	C	K	E
GUILTY	N	I	U	T	Y	T	X	X	U	P	F	N	X	N	R	Z	C
HARMLESS	Z	Y	O	U	J	B	P	H	L	Y	K	K	E	I	E	I	R
HORIZON	E	F	U	N	G	F	P	U	X	R	O	T	T	S	D	D	U
JOYSTICK	Y	T	S	P	E	Z	O	N	L	H	P	X	A	E	L	D	O
MISTOOK	N	H	U	N	L	E	D	L	S	Y	P	S	M	V	E	T	S
OCTOPUS	P	A	S	E	U	B	R	K	V	T	O	A	M	O	W	A	E
OPPOSE	G	R	P	P	A	K	N	Y	E	C	S	B	O	L	W	U	R
PIONEER	O	M	E	R	G	V	X	W	T	E	E	W	O	G	I	G	L
PROHIBIT	J	L	N	O	I	B	H	O	Q	L	T	D	R	W	D	H	N
RESOURCE	T	E	D	H	Z	U	P	R	Y	M	I	C	D	I	N	T	O
ROOMMATE	M	S	B	I	U	U	W	Z	P	K	X	U	A	L	O	O	M
SERMON	M	S	O	B	S	C	H	J	M	T	Y	J	G	T	Z	E	R
SUSPEND	T	Q	M	I	D	O	Z	G	K	I	A	O	M	E	I	X	E
TAUGHT	R	B	G	T	R	P	G	Z	V	S	E	T	J	D	R	Q	S
WELDER	V	O	K	O	O	T	S	I	M	C	H	A	M	Z	O	Q	D
WILTED	G	T	Q	P	N	Z	T	Q	G	X	Z	I	E	P	H	E	A

Word Search Puzzle 41.

ACCEPT	X	I	W	W	E	Z	B	F	I	J	W	J	D	N	B	R	A
ADVENT	A	W	A	Z	X	H	O	J	P	L	O	J	M	J	O	E	V
ANCESTOR	D	M	P	I	F	K	L	E	R	A	L	I	P	U	R	M	C
APPLES	V	B	P	S	Y	A	D	W	O	R	L	S	F	U	L	X	T
ARTICLE	E	E	L	I	R	F	L	O	G	T	I	G	T	C	E	J	X
BILLOW	N	M	E	D	X	E	Y	K	R	I	B	U	K	M	S	X	L
BOLDLY	T	U	S	C	W	F	D	J	A	C	F	T	X	O	N	E	A
ERUPTS	Z	F	W	I	Y	X	T	D	M	L	J	P	X	O	I	R	M
FUTURE	P	R	T	P	M	V	R	O	U	E	X	N	T	R	T	T	I
HOMEROOM	H	E	R	L	B	S	T	P	U	R	E	M	B	E	B	D	N
LIONESS	C	P	O	A	Y	R	L	K	H	H	S	C	T	M	F	R	I
MINIMAL	T	B	T	T	J	K	H	R	Y	A	W	S	P	O	G	Z	M
PERFUME	T	L	S	F	Z	C	Z	C	R	L	C	D	E	H	N	D	U
PLATFORM	B	J	E	O	R	I	R	G	M	H	Y	O	C	N	E	W	J
PROGRAM	P	J	C	R	B	M	J	R	N	M	E	H	C	L	O	H	W
RUDDER	S	J	N	M	F	C	N	I	X	I	T	A	A	J	B	I	N
TINSEL	L	A	A	J	L	Q	Y	K	P	F	D	U	L	F	Y	W	L

Word Search Puzzle 42.

BEHAVE	X	L	O	G	O	N	M	L	P	F	D	K	M	H	T	Y	J
BULLFROG	M	D	G	M	I	K	I	S	R	I	O	K	F	A	E	E	P
CORNET	V	T	P	D	M	P	N	F	E	A	G	P	V	G	A	P	P
DEADBEAT	D	U	C	T	U	B	U	O	S	D	Q	A	K	S	Z	M	G
EASIER	V	E	T	H	E	P	T	I	E	B	R	K	I	Q	H	R	U
FOREWORD	P	F	W	L	H	N	E	Z	T	E	R	E	T	I	Y	L	D
GNAWING	N	C	S	J	X	J	R	V	H	H	R	E	H	T	A	G	R
GUINEA	R	E	D	L	E	W	W	O	D	A	T	P	H	N	W	S	O
HARBOR	D	I	V	P	P	D	P	G	C	V	N	I	Z	D	R	R	W
KEEPING	B	J	T	H	A	E	J	O	H	E	L	N	M	Y	I	B	E
MINUTE	V	S	Z	D	R	A	X	R	A	I	G	G	O	D	A	V	R
PARKED	D	P	B	P	T	D	S	F	R	R	D	U	T	W	T	I	O
PARTICLE	E	E	X	I	I	B	V	L	B	J	Q	O	I	B	S	T	F
PRESET	K	C	U	K	C	E	I	L	O	R	H	Z	R	N	L	R	Y
STAIRWAY	R	I	P	W	L	A	T	U	R	K	I	M	L	T	E	F	H
TRICEPS	A	R	F	X	E	T	Y	B	G	N	A	W	I	N	G	A	S
WELDER	P	T	Z	K	D	E	J	F	Q	H	U	A	L	T	A	H	X

Word Search Puzzle 43.

AMENITY	W	A	L	M	N	O	A	K	R	V	D	F	A	Z	K	Z	R
BOBSLED	P	E	K	X	B	A	A	O	S	T	P	A	B	V	P	A	E
BUSIEST	Y	X	V	G	D	H	F	Z	U	R	L	L	Q	T	D	N	S
CHARGE	O	N	T	I	W	D	Y	R	J	K	K	C	Y	E	I	K	U
COULDN'T	S	Q	K	E	T	M	K	H	N	E	Q	O	K	T	M	E	L
DENVER	C	N	E	R	Y	C	T	C	Y	I	C	R	U	A	P	H	T
EARDRUM	T	R	K	A	B	V	A	A	O	R	W	C	Q	C	O	S	'
IMPOSTER	S	E	R	U	F	T	I	N	J	H	E	H	D	I	S	B	N
INACTIVE	E	V	N	Q	S	I	G	D	I	S	A	A	P	D	T	O	D
INDICATE	I	N	T	S	Y	A	Y	Z	R	M	Y	R	Z	N	E	B	L
ORCHARD	S	E	N	C	J	R	Y	I	I	J	U	D	Y	I	R	S	U
REPEAT	U	D	N	I	X	T	Y	W	O	D	Q	R	E	W	H	L	O
RESULT	B	E	T	Q	I	T	A	B	L	E	T	A	D	S	J	E	C
SHRIEK	P	B	F	N	Z	E	C	H	A	R	G	E	T	R	F	D	R
SQUARE	A	V	E	L	T	A	E	P	E	R	G	C	C	L	A	N	J
TABLET	R	M	G	U	H	H	J	E	U	T	I	L	I	T	Y	E	H
UTILITY	A	B	D	G	N	T	K	A	Q	Q	O	L	K	B	Y	V	O

Word Search Puzzle 44.

AGENCY	A	X	T	Y	C	S	V	E	O	B	N	U	N	P	I	T	H
ALLEGE	R	L	D	A	O	H	N	P	J	U	M	K	S	F	N	I	C
BARBER	E	H	L	Y	X	H	M	O	C	A	C	H	E	T	E	M	D
CACHET	B	D	X	E	V	R	O	V	F	D	J	M	Y	L	A	I	H
COMPEL	R	S	Z	P	G	L	R	E	N	M	E	K	G	N	B	N	C
JEWELRY	A	B	M	L	E	E	T	R	R	H	W	Q	O	O	T	G	E
MORTGAGE	B	B	U	E	Y	V	G	T	A	F	E	Y	L	B	I	O	C
PERUSAL	U	V	K	P	B	Q	A	Y	N	S	L	M	O	B	Y	E	Z
POVERTY	S	U	R	M	M	V	G	V	M	S	R	B	O	I	C	F	Z
RIBBON	P	O	E	O	K	R	E	I	Q	P	Y	B	Z	R	A	U	U
SENSUAL	I	O	M	C	I	J	L	C	I	J	E	L	Q	B	J	N	F
SMILING	D	T	A	A	L	I	Y	O	F	H	N	R	H	M	T	J	F
SPIDERS	E	H	E	S	N	N	A	M	S	E	N	S	U	A	L	Z	F
STREAMER	R	P	R	G	S	Z	T	O	O	L	B	O	X	S	E	R	C
TIMING	S	J	T	M	A	O	S	Z	V	K	S	G	F	J	A	B	T
TOOLBOX	P	G	S	M	T	L	I	O	X	X	X	J	F	Z	T	L	L
ZOOLOGY	E	X	B	X	O	E	Z	S	A	G	E	N	C	Y	H	H	P

Word Search Puzzle 45.

ANYBODY	Q	V	Y	Q	S	V	K	T	H	E	O	L	O	G	Y	P	T
BATHYAL	G	R	R	A	W	Y	H	S	U	B	T	R	A	C	T	X	W
CANDLES	X	F	E	B	E	H	S	E	O	C	A	J	E	R	B	I	S
CRAGGY	W	J	C	H	A	N	D	P	I	E	M	O	G	A	P	X	E
CROSSBOW	D	A	A	E	T	K	C	G	E	M	U	U	D	G	B	I	L
DERIDE	Y	J	L	I	Y	R	D	R	P	S	A	G	U	G	W	Q	D
FURTHER	D	K	A	M	A	V	U	Q	Z	Z	N	O	J	Y	S	R	N
MISJUDGE	O	F	Y	H	C	A	A	F	M	I	F	H	S	R	W	E	A
NARROW	B	B	H	D	R	A	V	T	N	A	C	Q	I	S	I	T	C
OFFLINE	Y	L	T	X	O	S	Q	N	L	E	K	Z	M	C	N	E	S
RESIDENT	N	E	A	A	S	E	A	R	D	W	N	N	M	J	G	L	K
RETELL	A	D	B	B	S	T	S	M	O	O	U	I	R	D	S	L	S
SUBTRACT	M	I	F	M	B	G	X	Z	T	R	Y	L	L	L	W	U	D
SWEATY	Q	R	T	C	O	L	T	R	T	R	W	T	M	F	P	N	W
SWINGS	X	E	L	T	W	Q	Z	W	M	A	I	L	Z	U	F	P	F
TANNING	K	D	Q	H	R	W	L	T	D	N	X	R	W	L	L	O	X
THEOLOGY	C	T	N	E	D	I	S	E	R	U	C	Y	O	U	P	E	Y

Word Search Puzzle 46.

BACKUP	L	V	V	R	O	O	L	T	P	R	J	L	T	G	Z	M	P
BOUNCE	U	E	X	L	T	X	L	Q	O	S	U	C	I	Z	G	M	S
CLINIC	R	A	X	J	I	J	I	G	W	Q	F	X	D	T	N	A	Q
CONSENT	E	Z	I	T	M	K	H	B	D	W	S	B	I	J	I	T	C
DEADBEAT	N	S	R	W	R	E	P	U	E	V	N	U	N	L	K	E	L
EXAMPLE	N	F	E	X	Y	A	U	C	R	F	D	Q	E	E	L	H	I
EXTRACT	A	C	S	I	S	N	C	B	X	R	J	R	S	R	I	C	N
HATCHET	C	Y	U	R	O	R	A	T	D	E	D	J	S	R	M	T	I
HOPPED	S	C	L	B	I	V	Z	N	C	L	E	S	O	O	M	A	C
MILKING	O	O	T	A	M	D	J	N	N	V	A	M	N	S	A	H	A
POWDER	G	N	Y	C	Z	G	U	O	Z	Q	D	C	I	P	I	X	W
RESULT	U	S	N	K	I	O	Z	D	L	T	B	E	Y	O	O	O	N
SCANNER	A	E	L	U	B	S	J	V	X	Z	E	I	R	U	Y	M	T
SCARRED	B	N	A	P	U	I	X	R	B	B	A	X	R	R	O	O	W
SORREL	R	T	G	E	L	P	M	A	X	E	T	U	C	O	A	R	I
TIDINESS	D	Z	D	J	D	O	T	W	N	G	F	K	O	U	A	C	T
UPHILL	H	V	E	E	Z	D	E	P	P	O	H	L	F	C	Z	W	S

Word Search Puzzle 47.

ADENOIDS	B	W	D	D	U	E	X	P	O	S	S	E	S	S	G	H	W
BATHTUB	S	A	B	U	A	R	A	D	I	O	S	G	Y	T	T	H	N
BRAVELY	U	V	T	X	I	I	S	K	D	O	P	I	N	I	O	N	C
CURLIER	X	K	L	H	J	L	K	U	J	I	X	Q	W	T	H	P	F
FLINCH	L	P	N	I	T	Q	A	Q	U	X	X	U	W	E	T	G	G
OPINION	O	Z	B	S	T	U	C	U	R	L	I	E	R	R	H	S	S
POSSESS	S	I	V	D	R	E	B	R	D	S	M	N	I	M	R	M	H
PRUDENT	U	V	R	I	F	H	R	T	W	Q	A	C	H	I	I	F	V
QUENCH	G	Y	B	O	Y	K	L	A	N	Y	W	H	T	N	N	I	K
RADIOS	G	H	C	N	I	L	F	K	P	E	R	L	I	A	E	R	P
SOUVENIR	E	N	Y	E	T	Z	D	Y	Q	Y	D	O	K	L	V	O	P
SUGGEST	S	Z	I	D	J	E	W	T	I	T	X	U	K	P	U	D	Z
TERMINAL	T	C	Y	A	T	Q	E	L	Q	R	U	H	R	J	O	N	J
THIRTY	O	V	F	S	O	B	P	N	I	I	V	B	E	P	S	E	F
TRENTON	X	V	I	D	H	Q	R	T	T	H	E	S	C	H	B	V	G
TWISTED	M	W	Y	L	E	V	A	R	B	T	W	F	Z	D	X	U	N
VENDOR	T	V	U	C	R	B	T	P	T	R	E	N	T	O	N	B	V

Word Search Puzzle 48.

CAVITY	D	M	Q	O	Y	T	H	L	G	G	U	L	R	V	E	D	F
DEFENSE	B	E	Z	R	K	C	J	N	L	S	P	L	Q	C	B	E	L
DETAIL	K	T	F	E	Z	Y	M	C	O	C	W	U	E	X	T	T	A
FRESHER	Q	B	P	E	G	X	Y	K	R	A	A	Y	L	C	P	A	T
GLORIES	W	Z	B	F	N	E	Y	G	I	F	R	T	G	I	F	I	E
GOVERNOR	P	C	O	H	G	S	P	S	E	F	D	I	G	N	R	L	S
HERMIT	Q	P	J	N	T	W	E	L	S	O	S	V	U	O	E	E	T
LATEST	S	Z	E	N	I	T	U	O	R	L	U	A	N	T	S	A	D
MEDITATE	W	T	I	M	R	E	H	M	S	D	D	C	S	C	H	W	Y
ROUTINE	F	K	M	L	T	H	R	Q	D	E	Y	B	S	E	E	P	W
RUBBLE	S	R	O	N	R	E	V	O	G	U	T	Z	N	T	R	E	K
SCAFFOLD	P	H	O	P	E	S	P	E	L	O	C	A	V	C	D	Z	Y
SNUGGLE	R	Z	Y	F	'	C	S	L	V	R	T	A	T	W	Y	O	D
SPRING	I	R	Q	F	U	I	A	B	C	L	W	P	L	I	H	W	A
TECTONIC	N	I	L	C	Z	C	M	B	M	J	R	I	D	T	D	R	Z
UPWARDS	G	O	B	Q	V	Y	W	U	Q	J	A	V	B	Z	U	E	E
WOLF'S	W	Y	U	B	U	A	A	R	V	T	O	E	M	M	C	P	M

Word Search Puzzle 49.

ACTIONS	F	U	G	D	H	R	X	A	Z	M	A	X	F	Y	N	K	X
AIRLINER	K	A	E	Z	B	Z	V	Y	U	H	S	K	C	I	H	T	P
BROUGHT	H	T	N	B	E	S	S	A	P	M	R	X	U	S	Y	H	A
CREDITOR	S	R	R	T	V	B	F	I	N	J	T	C	W	P	O	C	Z
FANTASY	T	J	R	J	A	Z	S	W	G	B	T	Y	H	N	Z	C	N
MEALTIME	Y	Y	P	Z	I	S	X	K	T	W	N	O	R	M	A	L	O
NORMAL	L	X	A	G	M	S	Y	N	G	S	O	N	D	C	S	B	I
PADDLE	I	X	D	X	Y	M	C	D	I	N	U	A	U	R	E	D	P
PROFOUND	S	P	D	I	T	E	W	Q	A	R	I	H	U	E	I	E	R
REREAD	H	R	L	S	Z	A	A	R	C	E	J	V	S	D	R	S	O
RETHINK	Q	O	E	N	T	L	J	E	L	N	R	V	D	I	E	V	C
SCORPION	C	F	Z	O	H	T	F	T	A	I	L	E	L	T	S	O	S
SERIES	K	O	B	I	G	I	F	H	R	L	L	D	R	O	O	I	I
SHRILL	X	U	I	T	U	M	N	I	F	R	I	X	E	R	B	C	X
STYLISH	L	N	U	C	O	E	Z	N	M	I	R	X	A	Z	C	E	B
TYPHOON	U	D	E	A	R	O	W	K	M	A	H	R	F	Z	R	S	Y
VOICES	I	B	F	K	B	I	S	S	S	P	S	K	Y	V	I	Z	N

Word Search Puzzle 50.

CALVES	P	O	D	V	F	R	G	P	T	U	T	O	R	I	A	L	F
CARBON	T	A	L	B	C	I	N	I	L	C	M	V	N	N	I	R	X
CLINIC	W	M	R	G	L	A	I	M	F	J	K	A	F	H	E	Q	J
CURRENT	B	G	M	D	W	Q	W	N	T	L	E	O	F	E	J	Z	X
DEADLINE	L	R	I	S	O	Y	Q	S	K	B	B	Z	W	T	N	E	T
DISCRETE	P	K	L	C	H	N	L	G	M	L	P	A	L	I	U	O	Z
DISOWN	T	N	E	R	R	U	C	N	X	N	R	W	K	Q	H	T	B
EFFECT	X	D	A	M	D	S	P	I	E	E	J	U	R	I	I	R	V
FREEWARE	C	I	G	L	N	G	E	L	C	A	R	B	O	N	J	A	U
LABELING	L	S	E	U	M	E	K	E	T	W	Q	T	F	Y	Q	C	L
MILEAGE	E	C	Z	W	M	F	I	B	D	E	A	D	L	I	N	E	T
PARCEL	C	R	N	K	N	F	D	A	U	A	M	M	V	H	Z	D	U
PARDON	R	E	W	K	F	E	R	L	Z	E	B	V	E	I	L	D	R
REDEEM	A	T	O	G	Y	C	A	D	V	V	U	T	I	E	Q	D	E
TRACED	P	E	S	T	G	T	Z	J	A	U	N	C	U	K	D	O	P
TUTORIAL	I	Z	I	T	Q	R	O	L	P	W	Z	I	I	P	J	E	L
VULTURE	R	P	D	W	M	N	U	G	P	C	A	L	V	E	S	L	R

Word Search Puzzle 51.

BANKING	R	E	K	R	I	S	K	E	G	Y	P	B	W	T	B	U	X
BODIES	K	V	H	H	T	T	P	X	N	A	J	L	A	Z	C	B	V
COMFORT	Q	I	M	V	X	Q	J	T	I	W	N	A	D	O	H	T	P
CORPORAL	M	V	N	V	L	E	O	R	V	R	P	R	I	F	L	A	L
DISRUPT	J	E	O	B	W	K	N	E	A	O	G	O	S	F	O	M	B
DOORWAY	F	R	T	R	B	A	P	M	H	O	S	P	R	R	V	A	A
EXTREME	V	E	I	E	A	R	S	E	U	D	V	R	U	B	E	G	N
FINELY	O	D	C	B	Q	U	D	N	O	N	R	O	P	B	L	I	K
HAVING	C	U	E	B	J	C	D	E	'	H	D	C	T	O	O	R	I
LOVELORN	M	L	S	O	K	G	C	D	Z	T	U	T	D	D	R	R	N
NOTICE	X	C	I	R	K	S	Y	E	W	R	T	T	A	I	N	E	G
PRECEDE	Q	E	D	D	L	L	F	C	T	G	V	R	F	E	B	D	Q
PRECLUDE	T	R	O	R	E	L	B	E	A	J	E	G	O	S	V	N	R
REVIVE	X	P	P	N	F	D	M	R	C	V	B	N	Z	F	X	O	U
ROBBER	Y	G	I	U	G	Q	C	P	Y	Z	K	B	L	N	M	W	K
WASN'T	B	F	I	K	C	L	B	L	O	I	F	W	V	X	P	O	V
WONDER	Y	C	W	E	Z	F	C	D	V	J	Q	P	Q	J	L	H	C

Word Search Puzzle 52.

ATTIRE	K	U	O	M	P	X	M	Q	R	D	R	O	T	F	Z	T	L
BLOGGER	U	T	V	Q	I	R	J	B	L	U	N	J	U	S	T	Z	J
BRITISH	Y	A	E	U	X	O	C	S	O	Q	T	L	A	H	R	M	Q
DUNGEON	Y	U	R	L	L	C	B	L	G	J	F	M	L	L	E	D	R
MOSTLY	D	G	J	S	K	O	R	B	M	Q	P	W	F	Y	V	P	O
OVERDO	L	H	H	U	L	C	G	Z	Q	T	Z	F	S	Y	I	O	S
PASTRY	T	T	S	O	O	O	I	G	R	I	I	Y	O	L	S	S	M
REASON	W	M	O	W	U	I	Q	T	J	R	J	F	L	T	I	O	I
REVISION	H	K	M	Y	X	N	N	R	A	E	W	R	E	S	O	J	L
ROCOCO	Z	R	H	R	K	O	O	T	K	B	E	A	M	O	N	R	I
SMILING	L	E	Q	T	Z	E	S	U	X	P	R	L	N	M	I	J	N
SOLEMN	A	G	N	S	O	G	A	P	I	B	I	I	V	Y	A	Z	G
TARIFF	J	G	I	A	D	N	E	S	H	L	T	S	T	I	G	E	Q
TAUGHT	W	O	U	P	R	U	R	R	T	H	T	D	Y	I	D	F	D
TICKLE	T	L	C	G	E	D	K	D	X	O	A	Q	V	M	S	K	R
TUMBLE	B	B	G	C	V	M	R	P	R	M	G	F	O	P	S	H	D
UNJUST	T	H	B	V	O	S	U	T	U	M	B	L	E	H	X	H	N

Word Search Puzzle 53.

BLEARY	F	N	N	Y	K	O	W	R	U	S	T	L	E	J	X	T	U
BUOYANCY	W	M	W	W	Z	W	X	J	E	P	N	F	K	X	U	Y	C
CHARCOAL	O	Y	U	H	H	D	A	G	V	A	Y	H	L	V	R	B	I
ECHOES	W	C	W	S	M	Y	L	F	L	Y	Q	K	P	E	B	Q	K
FLOPPY	D	N	R	X	C	Q	Y	O	V	N	B	X	S	B	G	V	O
FOURTEEN	E	A	B	O	H	L	M	U	M	Q	E	R	A	L	S	Z	N
LINTEL	D	Y	S	L	A	E	E	R	R	O	U	Q	H	M	Y	S	S
MINUTE	N	O	L	Z	R	T	R	T	X	N	Q	J	K	I	P	C	S
MISLEAD	U	U	S	P	C	N	P	E	P	J	T	N	M	N	P	Y	E
MUSCLE	O	B	E	E	O	I	V	E	H	U	E	O	N	U	O	K	R
NURSERY	W	Q	O	N	A	L	N	N	X	L	M	H	U	T	L	T	G
PARISH	X	L	H	G	L	F	I	B	E	L	M	P	U	E	F	Z	O
PENGUIN	D	A	C	U	B	E	E	G	S	T	V	N	K	V	H	F	R
PROGRESS	Q	X	E	I	H	S	I	R	A	P	Q	G	F	I	X	Q	P
PUMPKINS	I	M	I	N	V	X	M	M	I	S	L	E	A	D	N	M	C
RUSTLE	X	Z	N	N	W	E	T	Q	I	L	S	G	D	M	Q	S	J
WOUNDED	V	D	V	Y	R	A	E	L	B	P	A	S	O	G	Q	Y	W

Word Search Puzzle 54.

AGILITY	P	G	X	O	I	O	M	K	N	O	N	K	O	Y	C	J	D
ANNOYED	M	B	Y	T	I	L	I	G	A	O	L	A	P	V	A	E	I
BLOODY	R	W	U	I	D	J	Z	M	A	R	P	W	P	T	C	Q	X
BUFFET	P	U	H	F	V	N	O	T	I	O	N	M	O	I	E	N	L
CENTRAL	P	H	J	T	F	F	A	Z	I	K	H	A	N	T	T	U	M
ENDURE	E	P	Z	V	N	E	M	Y	S	L	K	E	E	Y	I	E	U
HARDEN	N	B	W	P	V	U	T	O	W	Y	C	C	N	V	R	T	N
NOTION	D	A	Z	L	Q	Q	E	Y	U	S	O	M	T	U	L	Z	M
OPPONENT	U	I	R	A	N	P	W	D	E	S	O	U	R	C	E	D	O
PORTAL	R	V	E	R	E	L	T	O	S	L	Z	K	I	R	J	E	V
SCENIC	E	I	L	T	D	F	W	O	L	L	F	J	N	K	V	Y	E
SKINNY	S	R	A	N	R	X	X	L	O	M	L	I	P	E	N	O	D
SOURCE	Y	T	T	E	A	A	N	B	O	V	G	C	R	F	R	N	Y
TRIFLE	V	O	R	C	H	F	A	H	Y	V	L	Y	L	T	G	N	M
TRIVIA	C	L	O	O	R	F	X	I	V	I	B	R	A	T	E	A	Z
UNMOVED	O	W	P	C	Q	R	S	K	I	N	N	Y	S	W	F	G	C
VIBRATE	V	Y	M	W	E	I	Z	T	D	D	Y	V	H	G	V	V	C

Word Search Puzzle 55.

AMATORY	D	M	E	R	A	A	C	G	N	L	C	E	T	T	O	F	P
BUSHES	Y	L	O	E	S	Y	V	U	B	V	Z	K	E	M	A	Z	M
CHAISE	R	X	Q	E	V	O	M	R	E	A	D	I	N	G	C	F	O
COPPER	O	M	E	C	R	W	I	M	P	I	N	G	E	T	W	A	B
CUSHION	T	A	C	U	B	V	N	N	P	E	R	S	I	S	T	A	H
EMBRACE	A	T	R	D	T	U	C	O	V	H	E	C	T	I	C	G	C
FIERCE	M	E	E	O	J	M	S	I	G	A	C	H	A	I	S	E	N
GARDEN	A	R	I	R	A	Z	L	H	E	M	B	R	A	C	E	M	U
HECTIC	G	I	F	P	M	J	C	S	E	Z	R	R	R	O	A	U	L
IMPINGE	K	A	M	O	S	F	I	U	U	S	K	O	I	E	H	H	A
MATERIAL	R	L	W	P	Q	I	N	C	N	Q	T	I	J	N	O	C	N
PERSIST	E	O	R	X	E	E	J	U	Y	N	C	I	C	U	L	B	O
PERSONAL	P	P	M	D	D	K	S	W	O	P	K	S	M	J	J	C	S
PRODUCE	P	I	G	R	U	W	T	V	S	K	P	L	U	B	X	B	R
READING	O	D	A	U	K	F	E	Y	X	I	S	M	A	T	R	C	E
TIMBRE	C	G	P	B	D	E	N	R	U	T	L	I	U	F	U	E	P
TURNED	I	Z	F	G	Y	D	J	W	N	I	L	A	F	L	O	G	K

Word Search Puzzle 56.

AFFAIR	J	R	E	V	E	L	C	L	G	A	C	O	E	Z	A	J	C
ANNOYING	R	L	N	E	S	O	O	L	V	M	F	T	P	S	Y	M	K
BYLINE	N	S	O	C	B	T	H	I	R	T	Y	P	S	H	R	B	N
CLEVER	C	O	Z	S	F	X	I	G	B	A	F	L	B	O	T	J	F
CLOTHE	Y	M	G	Q	T	Q	U	M	P	I	R	E	F	J	Z	A	Q
CONSUMER	C	O	N	Z	M	U	O	R	D	L	A	R	U	D	T	F	T
COUNSEL	S	C	I	F	K	G	D	Z	L	Y	E	I	C	R	K	E	F
FUNDING	S	W	Y	L	H	R	G	I	R	P	A	V	L	J	N	C	K
GRANDSON	E	U	O	K	M	O	N	J	E	C	F	T	O	H	A	O	F
LOOSEN	N	A	N	K	U	Z	I	T	M	S	P	Z	T	V	I	U	W
PERFORM	D	M	N	M	U	A	D	M	U	K	O	S	H	N	O	N	A
PORTER	A	A	A	L	L	Q	N	W	S	U	R	E	E	U	V	S	I
RAISIN	S	M	M	S	P	I	U	K	N	Q	T	F	N	M	V	E	F
SADNESS	D	Z	H	U	V	A	F	W	O	U	E	F	K	I	H	L	D
STUDIES	N	O	S	D	N	A	R	G	C	C	R	B	O	I	L	F	N
THIRTY	O	P	M	R	A	P	A	F	F	A	I	R	T	F	T	Y	K
UMPIRE	A	I	N	I	S	I	A	R	D	E	Q	D	K	K	P	Z	B

Word Search Puzzle 57.

ADJUNCT	H	K	I	N	O	T	R	O	T	O	E	I	A	R	R	E	H
ARRIVAL	Y	M	U	K	W	T	H	S	Z	K	D	F	M	Q	B	A	M
BEFORE	O	G	I	Z	A	F	B	E	K	C	A	B	V	B	S	U	S
BROKER	U	S	S	N	C	W	S	N	G	N	N	Q	A	N	E	K	L
COALESCE	'	S	Z	E	I	R	X	L	E	D	O	R	'	E	C	P	A
DECALS	V	U	G	G	U	N	L	K	A	Q	M	T	R	R	S	R	C
GARAGE	E	R	E	A	M	E	G	V	D	X	E	B	Z	O	E	K	E
GLOVES	V	E	R	R	Y	G	Z	X	J	V	L	R	T	F	L	P	D
GOSLING	Y	L	E	A	F	O	L	G	U	K	N	O	N	E	A	O	D
HASN'T	H	X	K	G	U	S	Z	L	N	A	P	K	K	B	O	U	I
LEMONADE	E	O	N	L	E	L	J	O	C	J	R	E	E	H	C	P	T
MINING	K	X	U	W	T	I	C	V	T	P	A	R	A	R	S	W	X
PEANUTS	P	B	O	F	W	N	K	E	O	X	V	Q	I	N	C	D	C
REUNION	N	H	Y	Y	W	G	E	S	U	L	F	J	W	V	B	V	R
TORTONI	Q	S	N	O	I	N	U	E	R	M	Q	P	Q	C	A	D	V
YOUNKER	C	Z	Z	S	T	U	N	A	E	P	Q	H	V	E	P	L	A
YOU'VE	R	Q	P	K	U	M	M	G	A	N	H	R	O	G	I	F	R

Word Search Puzzle 58.

AGITATE	E	A	J	U	H	R	H	R	V	X	K	T	H	O	W	U	A
CHANCE	E	D	U	D	E	C	T	D	I	S	T	I	N	C	T	D	F
CORONET	A	S	G	T	E	M	P	E	S	D	U	B	X	K	E	W	T
CREATION	R	I	T	R	S	B	X	M	Z	W	X	E	G	L	G	J	S
DETOUR	L	S	G	I	Y	Q	X	R	R	X	L	V	E	E	T	F	E
DIMPLE	I	T	G	U	W	R	C	O	R	O	N	E	T	E	G	G	B
DISTINCT	E	E	E	Q	N	G	A	N	P	V	P	F	L	S	H	N	C
EARLIER	R	R	N	S	D	M	I	C	R	E	A	T	I	O	N	I	A
GENTLE	W	S	T	Y	I	C	O	B	I	S	M	A	P	D	X	D	G
OFFENSE	W	J	L	C	M	H	Q	Y	W	N	U	G	U	Z	S	N	I
PEELED	W	J	E	I	P	A	B	I	D	E	G	O	C	N	F	A	T
RACING	X	T	W	M	L	N	I	Q	A	F	B	R	S	I	H	T	A
RHYTHMIC	J	K	G	H	E	C	M	H	E	F	A	J	U	W	Q	S	T
SISTER	Z	C	Q	T	U	E	L	Z	R	O	F	G	K	O	H	W	E
SPREAD	T	Z	G	Y	L	R	J	R	P	Z	M	D	F	T	T	L	Z
SQUIRT	S	B	X	H	X	A	X	Y	S	U	D	L	O	K	S	E	Z
STANDING	M	Y	Z	R	V	O	L	D	V	C	F	S	Y	G	O	Y	D

Word Search Puzzle 59.

ALABAMA	M	T	A	Y	Y	R	A	I	V	A	Q	T	W	J	Q	N	Z
AVIARY	D	A	H	C	P	E	N	U	C	L	Z	X	H	S	R	L	Y
BIBLICAL	E	H	N	M	B	L	K	I	O	E	W	H	Z	T	W	A	D
CONTINUE	F	E	H	K	W	U	K	E	N	N	E	L	W	A	X	C	L
DEFIANCE	I	R	E	G	I	Z	G	Q	O	T	M	B	P	B	A	I	Y
DEPOSIT	A	D	L	L	L	N	H	A	N	G	I	N	G	L	N	L	C
ELOQUENT	N	Y	T	I	X	M	D	O	U	G	B	V	C	E	M	B	F
FLOWERS	C	C	R	D	I	L	M	M	W	T	S	I	N	Q	E	I	L
GLIDER	E	O	U	E	I	C	F	Q	E	N	L	Z	M	Y	E	B	O
HANGING	L	N	T	R	K	E	F	D	U	C	S	W	S	G	S	Y	W
KENNEL	O	T	P	Q	L	V	E	Q	G	W	H	B	C	B	R	E	E
MANKIND	Q	I	W	Q	D	P	F	E	H	G	H	A	F	X	E	F	R
MECHANIC	U	N	F	M	O	Y	E	P	C	V	I	I	N	T	V	K	S
OVERSEE	E	U	M	S	E	T	X	G	K	P	U	A	V	I	O	E	Y
PRESENT	N	E	I	L	N	D	U	D	H	N	Q	L	S	H	C	K	C
STABLE	T	T	G	B	F	D	Z	G	R	A	L	A	B	A	M	A	F
TURTLE	E	T	N	E	S	E	R	P	Q	G	S	H	F	S	E	X	X

Word Search Puzzle 60.

ANYONE	M	S	O	S	Z	H	Y	W	C	R	E	L	A	T	E	D	K
BATTERY	P	P	I	Q	V	B	L	D	E	P	R	E	S	A	G	E	I
CANDLES	O	R	S	Z	N	Y	E	C	O	I	G	N	K	T	A	R	H
CHECKERS	S	I	J	E	E	C	N	W	G	X	B	K	L	I	C	M	K
CONTRACT	I	N	H	H	L	M	O	E	A	R	N	E	D	X	H	I	T
DISPOSE	T	K	G	Y	C	D	Y	S	T	P	Q	A	P	L	E	G	C
EARNED	I	L	E	R	I	H	N	Z	H	O	C	K	E	Y	C	H	A
HOCKEY	V	E	V	E	T	R	A	A	A	P	U	R	F	N	K	T	R
ICICLE	E	G	A	T	R	M	X	R	C	T	U	R	S	N	E	I	T
MIGHTILY	N	O	Q	T	A	V	T	E	S	E	Q	X	U	M	R	L	N
PARTICLE	W	B	X	A	P	Y	S	N	T	B	S	B	O	A	S	Y	O
POSITIVE	O	S	Y	B	M	I	N	H	G	P	E	O	L	V	U	R	C
PREMISE	N	S	C	Q	M	R	T	K	B	L	B	Q	P	I	S	T	V
PRESAGE	K	F	F	E	Y	Y	G	A	O	J	K	O	X	S	T	T	F
RELATED	N	Q	R	A	S	B	B	M	T	E	S	X	I	A	I	F	T
SPRINKLE	U	P	E	P	K	M	A	E	I	L	H	V	N	L	S	D	N
UNKNOWN	F	F	E	F	O	G	S	Q	E	I	C	I	C	L	E	G	T

Word Search Puzzle 61.

BASEMENT	D	Q	J	H	P	Z	O	G	C	L	N	F	Q	Q	L	S	B
BENEATH	I	J	P	Y	I	I	X	G	O	I	W	G	C	P	O	H	A
CEREMONY	C	U	U	N	A	F	S	O	M	S	F	W	F	A	A	X	S
COMPEL	T	N	L	P	I	D	B	W	P	I	W	R	C	T	K	J	E
CONFIRM	A	D	Y	B	I	N	B	T	E	D	E	W	C	R	V	P	M
DICTATOR	T	E	N	I	Q	T	Q	P	L	W	N	H	A	A	C	A	E
HATCHET	O	R	O	A	V	C	E	D	B	H	E	O	F	N	C	H	N
JUPITER	R	D	M	Y	E	Y	B	R	Q	T	Y	M	E	S	O	E	T
MEDICINE	E	O	E	I	B	V	W	Y	L	T	F	S	Y	M	N	N	R
METEOR	L	G	R	W	R	R	R	M	M	R	V	W	M	I	F	E	O
MISTER	T	T	E	U	S	N	I	P	A	L	E	W	S	T	I	M	E
PERSIST	R	W	C	T	S	I	S	R	E	P	E	W	I	G	R	D	T
STARTLE	A	I	R	Y	I	M	I	S	T	E	R	I	E	E	M	R	E
TRANSMIT	T	F	E	W	X	G	H	V	V	G	D	H	W	I	I	A	M
UNDERDOG	S	Y	K	V	K	X	Y	B	E	N	E	A	T	H	V	Y	F
VIEWER	E	N	I	C	I	D	E	M	R	G	X	O	X	A	M	G	C
YARDMEN	L	G	U	N	D	R	Y	X	C	A	U	B	Q	N	S	D	F

Word Search Puzzle 62.

CELLAR	H	P	F	S	C	W	I	U	E	I	H	E	C	T	I	C	R
CROWDED	Z	T	M	V	W	S	C	R	O	W	D	E	D	K	B	U	V
DURING	C	R	E	G	N	I	T	A	M	S	A	D	A	T	O	I	F
EVERYONE	N	S	P	N	J	R	Z	I	M	M	O	R	T	A	L	F	D
EXOTIC	M	H	B	K	G	X	E	C	O	U	N	P	A	I	D	D	A
GOSLING	A	E	Y	Q	M	A	F	M	Q	B	D	X	O	E	J	H	L
GRADES	I	L	B	K	P	O	M	W	G	N	T	K	G	U	R	H	K
HECTIC	N	L	G	N	I	L	S	O	G	N	V	D	R	D	G	Z	C
IMMORTAL	T	S	E	D	A	R	G	R	J	I	V	P	G	B	N	E	Z
JUVENILE	A	F	P	I	M	S	N	Y	E	U	P	H	K	U	I	X	A
MAGNET	I	L	R	I	F	X	S	E	N	R	V	D	T	S	R	O	O
MAINTAIN	N	Y	R	E	M	P	X	S	O	A	X	E	N	U	U	T	L
MATING	N	O	J	L	E	J	S	L	Y	L	Z	U	N	Y	D	I	F
SHELLS	K	X	P	E	T	L	D	N	R	L	C	P	Z	I	T	C	G
SPEEDY	M	D	D	Y	F	A	O	Y	E	E	H	S	B	C	L	G	A
SUBDUE	P	Y	I	L	M	D	D	F	V	C	D	Z	E	O	W	E	L
UNPAID	I	Y	N	S	D	J	W	Q	E	A	Y	Q	F	H	E	Y	E

Word Search Puzzle 63.

ADVISER	Y	Y	K	H	Z	F	Q	R	Z	A	Q	A	E	V	Y	Z	Y
ANYMORE	L	C	W	P	N	S	P	G	S	E	E	T	Q	G	R	C	K
CHANGES	N	P	R	N	O	G	R	O	C	E	R	W	I	V	H	C	L
CHINESE	E	R	I	E	V	C	I	T	Y	'	S	K	I	I	R	C	W
CITY'S	D	T	O	F	O	I	T	Q	D	E	I	J	N	H	J	E	Z
COMING	D	T	S	F	N	L	D	M	E	W	F	E	B	M	E	M	J
CREOLE	U	M	E	R	I	T	E	W	P	R	S	A	K	O	Y	B	R
EMBERS	S	C	G	O	N	H	A	C	P	E	Z	Q	L	K	L	E	E
FRONTIER	W	L	N	N	V	E	Z	T	O	U	T	G	T	D	R	R	S
GROCER	M	D	A	T	O	R	M	X	T	M	X	S	F	Z	E	S	I
INVOLVE	U	A	H	I	L	E	B	R	S	S	I	L	A	I	D	C	V
ORDERLY	K	Q	C	E	V	B	R	E	Y	U	F	N	Y	Q	R	H	D
SEWAGE	K	V	T	R	E	Y	M	M	N	O	D	I	G	J	O	C	A
STOPPED	X	E	R	O	M	Y	N	A	N	E	S	E	W	A	G	E	S
STORMY	L	Y	J	Q	T	I	F	H	V	C	T	A	F	G	X	N	W
SUDDENLY	A	U	L	W	M	E	L	J	W	I	J	Z	U	K	D	E	I
THEREBY	A	I	E	P	Y	M	R	O	T	S	V	H	F	A	E	U	O

Word Search Puzzle 64.

ADJUST	R	E	T	T	A	M	W	G	D	L	D	N	E	O	K	T	V
ALMOST	S	S	R	H	U	L	C	Q	B	A	A	I	A	F	P	E	Z
AMUSING	Q	P	U	B	O	V	E	U	Y	C	M	Q	X	H	L	P	S
BONNET	M	S	S	O	J	Z	T	I	V	I	U	W	L	O	A	I	J
CARBON	N	Q	C	A	I	H	G	H	Q	N	S	U	I	J	N	C	F
CIRRUS	V	E	Y	Z	S	R	X	D	E	I	I	A	D	T	T	E	G
CLINICAL	H	W	T	D	F	B	U	D	I	L	N	D	E	B	E	R	O
CULPRIT	S	J	E	F	W	C	U	C	U	C	G	J	A	K	D	E	V
CURIOUS	U	O	N	T	T	A	R	U	A	U	U	U	L	G	M	P	I
FITNESS	R	D	N	D	S	R	E	L	F	A	C	S	L	M	T	O	J
IDEALLY	R	U	O	H	Z	B	M	A	I	E	S	T	Y	X	C	R	Q
JUNEAU	I	S	B	Y	M	O	V	R	T	N	C	S	W	U	O	T	E
MATTER	C	K	N	W	S	N	G	G	N	U	H	L	E	G	R	E	Z
OPPRESS	B	X	H	T	S	T	I	Q	E	J	U	R	M	R	E	R	A
PLANTED	K	P	S	N	X	R	V	G	S	P	A	M	T	T	P	V	Y
RECIPE	R	O	M	R	L	F	P	G	S	S	E	N	N	N	A	P	N
REPORTER	Q	N	Z	T	I	R	P	L	U	C	B	F	J	I	W	E	O

Word Search Puzzle 65.

CAMPSITE	F	Z	V	D	X	R	I	D	D	L	E	R	W	T	R	G	S
DISCOLOR	R	Y	C	A	D	Q	L	E	P	N	N	O	V	D	M	H	M
EYEGLASS	I	E	R	K	V	A	N	E	L	E	H	L	D	J	I	J	P
FICTION	E	Y	S	A	W	M	F	M	P	Q	P	O	J	C	S	E	J
FRIDAY	N	E	O	A	M	B	E	S	I	W	N	C	M	T	T	W	C
FRIENDLY	D	G	M	Q	I	M	Q	U	Z	Q	C	S	I	R	E	T	A
HELENA	L	L	A	Y	J	M	U	T	A	V	B	I	N	D	R	C	M
MAGICAL	Y	A	G	A	E	N	Y	S	A	C	X	D	I	B	C	X	P
MEDALIST	T	S	I	D	N	U	Q	V	I	M	A	J	S	Z	P	N	S
MINISTER	S	S	C	I	P	E	T	R	L	M	F	F	T	X	D	O	I
MISTER	I	V	A	R	P	G	O	T	B	G	W	N	E	T	P	I	T
REMOVED	L	V	L	F	L	T	F	J	Z	N	J	R	R	M	P	T	E
RHETORIC	A	B	W	J	E	B	G	M	C	T	R	Z	E	I	M	C	L
RIDDLE	D	L	Z	H	T	O	N	H	L	J	R	Q	L	D	N	I	J
SOCIETY	E	R	R	Y	T	E	I	C	O	S	L	C	O	B	N	F	Y
SUMMARY	M	N	O	X	D	U	V	M	W	R	Q	Z	F	V	Y	A	G
WANDER	B	G	N	D	E	V	O	M	E	R	O	N	R	C	G	E	W

Word Search Puzzle 66.

AILMENT	K	Y	N	I	L	U	F	J	E	A	L	O	U	S	I	D	E
BUTCHER	G	P	D	E	L	E	E	P	P	D	D	P	L	L	E	E	J
CHARITY	P	N	I	U	H	Q	A	E	N	K	L	H	N	L	X	R	X
CHOOSE	U	M	V	B	D	N	Q	J	L	O	P	T	K	R	R	A	D
COMMENT	B	H	J	I	U	M	Q	W	W	E	D	D	H	S	G	C	L
DIAMETER	L	J	C	E	B	T	Y	D	Y	P	A	K	G	P	M	S	P
FORTUNE	I	B	A	N	V	S	C	C	P	A	I	L	M	E	N	T	R
JEALOUS	S	S	M	U	G	P	L	H	D	K	W	D	F	X	U	E	O
MEANNESS	H	F	E	T	G	P	F	Y	E	P	D	I	J	R	N	T	P
PEELED	Y	T	I	R	A	H	C	S	S	R	E	A	A	D	K	W	E
PROPERTY	X	Q	E	O	N	O	S	Q	O	I	D	M	S	E	N	A	R
PUBLISH	F	K	J	F	R	E	S	P	O	K	N	E	N	C	O	H	T
SCARED	J	D	Q	H	N	S	Z	Q	H	S	U	T	T	X	W	E	Y
STARTED	E	D	J	N	Q	L	P	R	C	D	O	E	L	R	N	Z	T
UNKNOWN	D	K	A	H	E	Q	F	B	T	Q	W	R	H	O	A	R	B
WEEKEND	T	E	D	N	E	K	E	E	W	I	X	N	H	T	Z	T	V
WOUNDED	M	X	Y	U	E	C	K	C	O	M	M	E	N	T	T	N	S

COLORING IMAGE
COLOR THE LETTERS & WHITE AREAS WITH YOUR OWN CHOICE OF COLORS

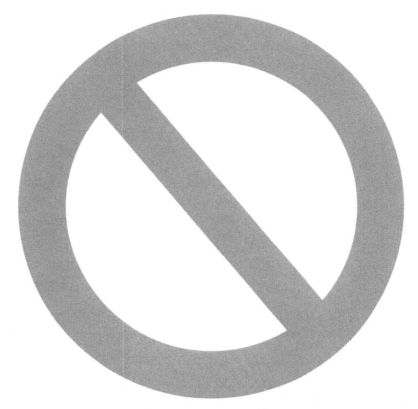

COLORING IMAGE
COLOR THE LETTERS & WHITE AREAS WITH YOUR OWN CHOICE OF COLORS

THE NILE RIVER IN CAIRO, EGYPT

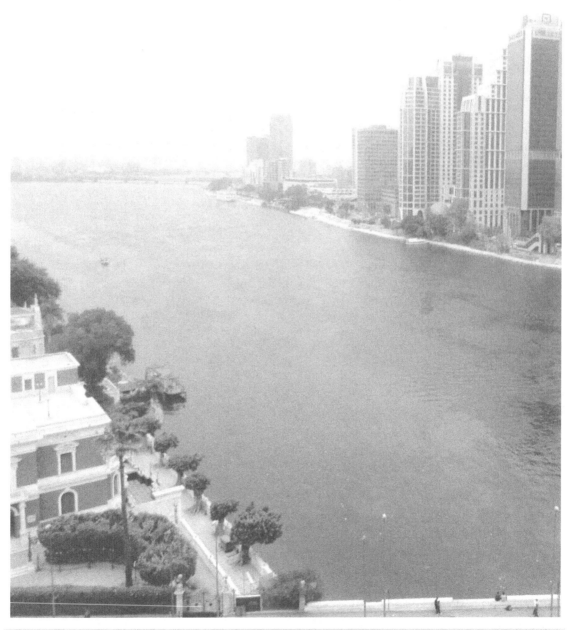

CRUISE SHIP SUNDECK WITH POOL & WATER SLIDE

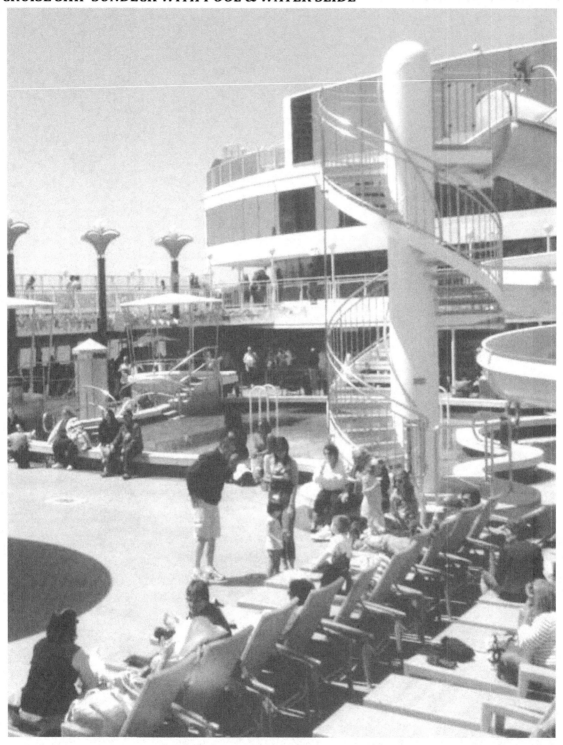

50525664R00252

Made in the USA
Columbia, SC
08 February 2019